MÓZG DZIECKA

PRZEWODNIK DLA RODZICÓW

Álvaro Bilbao

MÓZG DZIECKA

PRZEWODNIK DLA RODZICÓW

przełożył z hiszpańskiego
Zbigniew Zawadzki

BUKOWY LAS

Tytuł oryginału: *El cerebro del niño explicado a los padres*

ISBN 978-83-8074-126-3

Projekt okładki: Paweł Cesarz
Ilustracja na okładce: © Sunny studio/Shutterstock
Redakcja: Katarzyna Kondrat
Korekta: Iwona Gawryś
Redakcja techniczna: Adam Kolenda

Wydawca:
Wydawnictwo Bukowy Las Sp. z o.o.
ul. Sokolnicza 5/76, 53-676 Wrocław
www.bukowylas.pl

Wyłączny dystrybutor:
Firma Księgarska Olesiejuk
Spółka z ograniczoną odpowiedzialnością
ul. Poznańska 91, 05-850 Ożarów Mazowiecki
tel. 22 721 30 11, fax 22 721 30 01
www.olesiejuk.pl, e-mail: fk@olesiejuk.pl

Druk i oprawa: Druk-Intro S.A.

Pamięci Tristana – oby tam, gdzie jest, spędzał dni,
śmiejąc się z rodzicami i bawiąc z rodzeństwem i kuzynami.

Chłopczykowi, który ukrywa się w każdym ojcu,
i dziewczynce, która ukrywa się w każdej matce
– oby byli częścią taty i mamy,
których potrzebuje każde dziecko.

Podziękowania

Chciałbym podziękować swoim rodzicom oraz teściom za to, jak wspaniale wywiązują się z ról matek i ojców, teraz rozszerzonych jeszcze o obowiązki wobec wnuków. Dziękuję też bratu i szwagrom, ciotkom, dziadkom i kuzynom: to z nich wszystkich składa się ród, który jest potrzebny, by wychować dziecko.

Wyrazy wdzięczności i uznania kieruję do wszystkich nauczycieli, którzy w każdym zakątku naszej planety niezmordowanie wspomagają rozwój dzieci. Nie wyobrażam sobie pracy ważniejszej dla społeczeństwa niż to, co robią ludzie opiekujący się największym skarbem naszej teraźniejszości i ponoszący odpowiedzialność za największą nadzieję przyszłości. Ich doświadczenie pozwala odnaleźć w każdym dziecku to, co w nim najlepsze, nawet w sytuacjach, w których my – rodzice – się gubimy; ich marzenia budzą w naszych dzieciach pragnienie nauki również wtedy, kiedy nie potrafią tego zrobić rodzice, a ich cierpliwość i czułość otaczają dzieci także wówczas, gdy rodziców nie ma w pobliżu. Szczególnie serdecznie dziękuję nauczycielom moich dzieci: Amayi, Anie Belén, Elenie, Jesúsowi i Soni oraz moim ostatnim nauczycielom: Rosie, Marili i Javierowi.

Nie mogło w tym miejscu zabraknąć podziękowań dla mojej żony, Palomy, oraz trójki naszych cudownych dzieci: Diega, Leire i Lucíi. Choć przez całe życie badam ludzki mózg, to właśnie ta czwórka potrafiła nadać sens zdobywanej przeze mnie wiedzy. To oni nauczyli mnie tego, co wiem o wspaniałym świecie dziecięcego mózgu.

Wstęp

„Najważniejszym okresem w życiu nie są studia uniwersyteckie, lecz wiek najwcześniejszy: od narodzin do szóstego roku życia".
MARIA MONTESSORI

W każdej dorosłej osobie dzieci budzą wyjątkowe uczucia. Dziecięce miny, niekłamana radość i niewinność potrafią poruszyć nas bardziej niż jakiekolwiek inne doświadczenie życiowe. Dzieci z łatwością nawiązują bezpośredni kontakt z bardzo szczególną częścią nas samych: z tym dzieckiem, którym kiedyś byliśmy i które wciąż jeszcze w nas siedzi. Całkiem możliwe, że w ostatnich dniach i my mieliśmy ochotę zaśpiewać na ulicy, nawymyślać szefowi albo poskakać w deszczowy dzień w kałuży, ale nie zrobiliśmy tego z poczucia odpowiedzialności albo ze wstydu. Przebywać w towarzystwie dziecka to doświadczenie ogromnie cenne, bo właśnie wtedy udaje nam się skomunikować z tą wyjątkową częścią siebie: z zaginionym dzieckiem, które w tylu najrozmaitszych chwilach życia pragniemy odnaleźć i które prawdopodobnie jest najlepszą częścią każdego z nas.

Jeśli trzymasz w rękach tę książkę jako ojciec, matka albo wychowawca, w twoim życiu najpewniej obecne jest jakieś dziecko i właśnie dzięki niemu masz okazję nawiązać łączność z tą częścią swojego mózgu, która się śmieje, bawi i marzy. Dla wielu ludzi wychowywanie dziecka to zarówno ogromna odpowiedzialność, jak i – nierzadko – najbardziej doniosły akt w życiu. Wielka waga rodzicielstwa dotyczy wszystkich poziomów ludzkiej egzystencji. Na płaszczyźnie biologicznej dzieci są ziarnem, za pośrednictwem którego mogą się rozprzestrzeniać nasze geny, zapewniając nam trwanie w przyszłych pokoleniach. Na płaszczyźnie psychologicznej dla wielu osób ważne jest zaspokojenie niedającego się stłumić instynktu rodzicielskiego. A w sferze duchowej dzieci oferują możliwość osiągnięcia prawdziwego spełnienia, które niesie ze sobą widok rosnącego, szczęśliwego potomstwa.

Każdy ojciec i każda matka wiedzą doskonale – od chwili, gdy po raz pierwszy wezmą swoje dziecko w ramiona – że bycie rodzicem to jednocześnie ogromna i zróżnicowana odpowiedzialność. Po pierwsze, chodzi o elementarną opiekę, obejmującą żywienie, potrzeby higieniczne i podstawową ochronę dziecka. Na szczęście położne i nieschodzące nigdy z posterunku babcie udzielają przyszłym rodzicom w tych sprawach zarówno teoretycznych, jak i praktycznych wskazówek.

Po drugie, mówimy o odpowiedzialności ekonomicznej. Z wychowaniem dziecka związana jest długa lista wydatków, które musimy ponosić ku radości właścicieli sklepów z odzieżą, aptek, przedszkoli i supermarketów. Na szczęście w trakcie procesu edukacyjnego trwającego przecirętnie dwanaście lat zdobywamy kompetencje pozwalające nam zarabiać na utrzymanie. Umiemy czytać i pisać. Posługujemy się komputerem. Mówimy – albo przynajmniej zamierzamy mówić – po angielsku. Jesteśmy w stanie każdego dnia wytrwać na siedząco prawie przez osiem godzin. Umiemy pracować w zespole, mamy specjalistyczną wiedzę w dziedzinie, którą się zajmujemy.

Trzecią – a przy tym najważniejszą – odpowiedzialnością każdego rodzica jest zapewnienie dziecku wykształcenia. W moim przekonaniu wychowywanie dziecka jest niczym innym jak wspieraniem go w jego rozwoju umysłowym, po to żeby pewnego dnia jego mózg pozwolił mu funkcjonować w sposób autonomiczny, osiągać własne cele i dobrze czuć się z samym sobą. Jeśli tak zdefiniujemy proces wychowawczy, może się on wydać czymś niezwykle prostym, tymczasem jest w nim mnóstwo komplikacji, a większość rodziców nie otrzymuje przecież żadnego wykształcenia dotyczącego wspierania dziecka w jego dojrzewaniu. W obliczu napotykanych trudności każdy ojciec i każda matka przynajmniej od czasu do czasu czują zagubienie albo nie mają pewności, jak najlepiej pomóc dziecku na różnych etapach dorastania intelektualnego i emocjonalnego. Wielu rodzicom zdarza się w takich sytuacjach działać z głębokim przekonaniem, ale zdecydowanie wbrew temu, czego w danym momencie najbardziej potrzebuje mózg ich dziecka.

Nie chcę nikogo oszukiwać ani podsuwać pomysłów, które mogłyby zniekształcić wpływ, jaki w roli matki lub ojca możemy wywierać na intelektualny i emocjonalny rozwój swoich dzieci. Nasz potomek, jak każde dziecko, ma własny charakter, który na zawsze naznaczy jego sposób życia. Niektóre dzieci są bardziej introwertyczne, inne raczej ekstrawertyczne. Jedne zachowują się spokojnie, inne nerwowo. Wiemy też, że co najmniej 50% inteligencji dzieci wyznaczają geny. Wyniki pewnych badań świadczą z kolei, że decydujący wpływ na dalsze 25% mają koledzy z klasy i przyjaciele, z którymi dziecko obcuje. Niektórzy specjaliści wywnioskowali z tego, że rodzice tylko w niewielkim stopniu decydują o rozwoju dzieci. Jednakże nie jest to wniosek właściwy. Dziecko – szczególnie w pierwszych latach życia – potrzebuje rodziców, żeby się rozwijać. Bez matczynego mleka, bez pieszczot matki, jej słów i ramion, które je podtrzymują i uspokajają, dziecko wyrastać będzie z pewnymi brakami emocjonalnymi i intelektualnymi, które nie dadzą się uzupełnić. To właśnie bezpieczeństwo, opieka i bodźce, które otrzymuje się od rodziny, są źródłami rozwoju dziecięcego mózgu.

Dzisiaj – bardziej niż kiedykolwiek wcześniej – ojcowie i matki dysponują wielorakimi możliwościami, żeby dostosowywać swoje działania do potrzeb dzieci. Zgromadziliśmy ogromne zasoby informacji, a badania dotyczące mózgu przynoszą wiedzę i narzędzia praktyczne, które mogą pomóc naszym dzieciom rozwijać się bez zahamowań. Niestety mamy też więcej możliwości, żeby popełniać błędy. Rzeczywistość jest taka, że w Stanach Zjednoczonych liczba dzieci zażywających leki neurologiczne i psychiatryczne wzrosła w ostatnich dwóch dekadach aż siedmiokrotnie. Ta tendencja wciąż się nasila i szerzy w zastraszającym tempie w całym „rozwiniętym świecie". Dziś jedno dziecko na dziewięcioro pozostaje – przynajmniej w jakimś fragmencie swego szkolnego życia – pod wpływem środków psychotropowych. Trzeba sobie powiedzieć, że pogubiliśmy wartości odgrywające najważniejszą rolę w procesie wychowania dzieci, wartości, które nauka uznaje za fundamentalne z punktu widzenia zrównoważonego rozwoju mózgu. Konsekwencje są takie, że w strefie, w której przebiegają procesy wychowawcze i w której dokonuje się rozwój dzieci, panoszą się korporacje zainteresowane zarabianiem pieniędzy na sprzedaży rozbudowanych programów stymulacji umysłowej, kwitną szkoły specjalizujące się w produkcji geniuszy oraz firmy oferujące leki przeciwdziałające rozpraszaniu uwagi dziecka i poprawiające jego zachowanie. Takie przedsiębiorstwa wykorzystują w swoich działaniach powszechną wiarę, że rozmaite programy, bodźce czy leki mają pozytywny wpływ na rozwój mózgu. Z kolei drugą skrajnością są rodzice wyznający pogląd, że wychowanie powinno przebiegać w warunkach absolutnie naturalnych: dziecko ma wzrastać w świecie całkowicie wolnym od jakichkolwiek obowiązujących norm i możliwych rozczarowań. Pogląd ten wzmacniają wyniki badań wskazujące na przykład, że frustracja może wywoływać u dziecka problemy emocjonalne, że zakreślanie dziecku jakichkolwiek granic osłabia jego potencjał twórczy, a nadmiar nagród może podkopywać pewność siebie. Żadna z tych koncepcji – ani ta, zgodnie z którą dziecko skuteczniej rozwija swe zdolności dzięki wsparciu technologicznemu, ani ta, która głosi, że kompleksowy rozwój człowieka możliwy jest wyłącznie w warunkach całkiem nieskrępowanego eksplorowania i doświadczania – nie znalazła potwierdzenia w badaniach. W rzeczywistości bowiem mózg nie działa ani tak, jak byśmy chcieli, ani tak, jak czasem w to wierzymy. Mózg działa tak, jak działa.

Od dziesięcioleci neurolodzy na całym świecie starają się rozszyfrować zasady rządzące rozwojem mózgu i zrozumieć, jakie strategie najskuteczniej wspierają dziecko i pozwalają mu osiągnąć maksymalne zadowolenie oraz pełnię możliwości intelektualnych. Badania nad ewolucją i genetyką ujawniają, że ludzie nie są z natury wyłącznie dobrotliwi i że działają w nich również instynkty innego rodzaju. Wystarczy przejść się na szkolne podwórko, żeby zaobserwować, jak – z dala od wzroku nauczycieli – ujawniają się zarówno odruchy hojności, przyjmujące formę zachowań altruistycznych oraz współdziałania, jak i inne, bardziej dzikie instynkty agresji i dominacji. Dziecko pogubi się, jeśli pozbawi się je wsparcia rodziców i wychowawców, którzy potrafią być dla niego przewodnikami i nauczą je, jak zaspokajać własne potrzeby bez przekraczania granic wyznaczonych przez szacunek dla innych. Wiemy, że ewolucję naszego gatunku w znacznej mierze napędzała zdolność do przekazywania z pokolenia na pokolenie wartości i norm kulturowych. To dzięki tej umiejętności stawaliśmy się cywilizowani i solidarni – choć w dzisiejszych czasach może nam się to nie wydawać prawdą. Temu zadaniu mózg nie mógłby sprostać samotnie, pozbawiony uważnej opieki naszych rodziców i mistrzów.

Wyniki innego rodzaju badań nad rozwojem mózgu świadczą, że wczesne pobudzanie nie ma żadnego wpływu na inteligencję zdrowego dziecka. Jedyne, co w tym kontekście można istotnie wykazać, to większa zdolność dziecka w pierwszych latach życia do wykształcenia w sobie czegoś, co nazywamy słuchem absolutnym, oraz nauki muzyki bądź języka obcego – tak, jakby to był język ojczysty. Nie znaczy to, że szkoła dwujęzyczna jest czymś lepszym niż jednojęzyczna – przede wszystkim dlatego, że jeśli obcy język nie jest dla nauczycieli językiem ojczystym, uczniowie nauczą się nim władać z nieprawidłowym akcentem. Z tego punktu widzenia korzystniejsze może być, jeśli dzieci, jak to się często zdarza we współczesnym świecie, oglądają filmy w wersji oryginalnej albo uczą się angielskiego czy chińskiego przez kilka godzin tygodniowo, ale na lekcjach prowadzonych przez nauczycieli władających tymi językami jako ojczystymi. Wiemy też, że takie programy jak Baby Einstein albo słuchanie muzyki Mozarta również nie przyczyniają się do intelektualnego rozwoju dziecka. Słuchanie muzyki klasycznej może działać na dziecko relaksująco i przez to przyczyniać się do lepszego wykonywania bezpośrednio potem pewnych ćwiczeń wymagających koncentracji – i nic poza tym. Kiedy minie kilkanaście minut, efekt znika. Podobnie – dysponujemy przekonującymi danymi, które świadczą, że kontakt dzieci ze smartfonami, tabletami i innymi urządzeniami elektronicznymi zwiększa ryzyko wystąpienia u nich zaburzeń zachowania i problemów z brakiem koncentracji. Te dane pokazują też – nie zostawiając miejsca na jakiekolwiek wątpliwości – że ta ostatnia dolegliwość jest diagnozowana nadmiernie często. Oznacza to, że stosunkowo duży odsetek dzieci otrzymuje leki psychiatryczne, których w gruncie rzeczy nie potrzebuje. Tendencja do zawyżonej wykrywalności braku koncentracji to tylko wierzchołek góry lodowej. Firmy farmaceutyczne nie są tu winowajcami; one po prostu korzystają na takim, a nie innym kontekście wychowawczym istniejącym w wielu rodzinach. Podłożem zawrotnego wzrostu liczby wykrywanych przypadków zaburzeń związanych z brakiem koncentracji oraz depresji dziecięcej mogą być – przynajmniej w pewnym stopniu – długie godziny pracy rodziców, niedostateczna uwaga oraz brak cierpliwości z ich strony, a także nieobecność w modelu wychowawczym jakichkolwiek zakreślonych granic; do tego dochodzi gwałtowne wejście na scenę smartfonów i tabletów.

Istnieje mnóstwo cudownych programów, które obiecują rozwój inteligencji dziecka, ale, jak można często zobaczyć samemu, kiedy podda się te programy badaniom rygorystycznie spełniającym kryteria naukowe, na jaw wychodzi ich kompletny brak skuteczności. Być może przyczyną niepowodzeń jest fakt, że twórcom tych produktów chodzi głównie o przyspieszenie naturalnego procesu rozwoju umysłowego. Przyświeca im zasada, że kto dojedzie pierwszy, zajedzie najdalej. Niemniej jednak rozwój umysłowy nie jest procesem, który można przyspieszać, nie gubiąc jakiejś części jego właściwości. Podobnie jak transgeniczny pomidor, który dojrzewa w ciągu kilku dni i osiąga „idealne" rozmiary oraz barwę, traci istotę swego smaku, tak samo mózg, który rozwija się pod presją, w biegu, w którym każe mu się przeskakiwać kolejne etapy, może zgubić gdzieś po drodze część swojej istoty. Empatia, umiejętność oczekiwania, odczuwanie spokoju lub miłości nie mogą rozwijać się w warunkach panujących w mózgowej „cieplarni" i wymagają wolniejszego wzrostu oraz cierpliwych rodziców potrafiących zaczekać, aż dziecko wyda swe najlepsze owoce – dokładnie w tym momencie, w którym będzie do tego gotowe. Właśnie z tego powodu najważniejsze odkrycia neurobiologii dotyczące rozwoju umysłu dziecka koncentrują się na sprawach pozornie prostych, takich jak pozytywny wpływ spożywania owoców i ryb w okresie ciąży i w pierwszych latach życia dziecka, psychologiczne korzyści płynące z przytulania dziecka, znaczenie czułości dla rozwoju czy rola rozmowy matki z dzieckiem w kształtowaniu pamięci i języka. Zdajemy sobie bowiem jasno sprawę, że w rozwoju umysłowym naprawdę ważne są rzeczy najbardziej podstawowe.

W istocie zgromadziliśmy bogatą wiedzę na temat mózgu, która mogłaby stać się cennym wsparciem dla matek i ojców, ale niestety pozostaje ona im nieznana. Tymczasem każde z nich może wpłynąć w bardzo pozytywny sposób na rozwój mózgu swego dziecka. Przeprowadzono setki badań, które dowodzą, że mózg charakteryzuje niezwykła plastyczność i że rodzice korzystający z odpowiednich strategii potrafią w znacznym stopniu dopomóc dzieciom w zrównoważonym rozwoju umysłowym. Zebrałem w tej książce wiedzę na temat fundamentalnych zasad działania mózgu, a także dostępnych narzędzi oraz technik, które mogą ułatwić rodzicom lepsze wspieranie intelektualnego i emocjonalnego rozwoju własnego dziecka. Dzięki tej wiedzy będzie ci łatwiej nie tylko pomóc córce lub synowi w rozwijaniu talentów intelektualnych i emocjonalnych, lecz także zdołasz zapobiec pewnym nieprawidłowościom rozwoju, takim jak brak uwagi, dziecięca depresja czy problemy z zachowaniem. Jestem przekonany, że podstawowa wiedza na temat rozwoju i funkcjonowania dziecięcego mózgu może stanowić ogromną pomoc dla wszystkich ojców i matek, którzy zechcą z niej skorzystać. Wierzę, że informacje oraz opisy strategii i doświadczeń, które tu znajdziesz, przyczynią się do tego, by twoje przeżycia jako taty lub mamy stały się źródłem wielkiej satysfakcji. Ale przede wszystkim mam nadzieję, że zagłębienie się w cudowny świat dziecięcego mózgu pomoże ci nawiązać lepszy kontakt z wciąż tkwiącym w tobie, zagubionym dzieckiem – i przez to lepiej zrozumieć twoje własne dzieci. Dzięki temu i ty, i one zdołacie wydobyć z siebie to, co najlepsze.

CZĘŚĆ I

Fundamenty

Rozdział 1

Zasady pełnego rozwoju umysłowego

„Osoby inteligentne kierują się planami;
mędrcy – zasadami".
RAHEEL FAROOQ

Zasada to powszechnie obowiązujące i niedające się obejść prawo, które pozwala zrozumieć otaczający nas świat. Prawo grawitacji jest podstawową zasadą w astronomii, higiena to podstawowa zasada zdrowia, a wzajemne zaufanie – podstawowa zasada przyjaźni. Tak jak w przypadku każdego innego zadania, przed którym staje jednostka ludzka, także i w edukacji dziecka istnieją podstawowe zasady, które pozwalają zrozumieć każdemu rodzicowi, jak w większości sytuacji powinien się zachować. Odwołanie się do nich pozwala ocenić różne, alternatywne sposoby postępowania, które mamy do wyboru w trakcie procesu edukacji i wychowania.

Jak wszystkim rodzicom podążającym długą drogą dojrzewania własnych dzieci, także i tobie na pewno nieraz przychodziło – i będzie nadal przychodziło w przyszłości – stawać w obliczu rozmaitych dylematów. Może tu chodzić o sprawy konkretne i praktyczne, na przykład czy skarcić dziecko, czy okazać mu cierpliwość, albo czy czekać, aż zje cały posiłek, czy darować mu jego część. Ale w grę mogą też wchodzić kwestie bardziej ogólne, o niemal filozoficznym wymiarze: jaką wybrać dla dziecka szkołę, czy zapisywać je na zajęcia pozaszkolne, jaką postawę przyjąć odnośnie do czasu spędzanego przez nie przed telewizorem czy na grach w telefonie komórkowym. W gruncie rzeczy wszystkie decyzje, zarówno „filozoficzne", jak i te z pozoru mało ważne, wpływają na rozwój mózgu dziecka i dlatego dobrze jest osadzić je w kontekście jasnych, praktycznych i solidnie udokumentowanych zasad.

W pierwszej części książki przedstawię podstawowe zasady dotyczące rozwoju mózgu dziecka – takie, które powinni znać wszyscy rodzice. Istnieją cztery proste idee, które należy zrozumieć i dobrze zapamiętać. Ale przede wszystkim są to cztery ważne wskazówki, na których można oprzeć działania mające na celu intelektualny i emocjonalny rozwój dziecka. Są to zasady, na których oparłem wychowanie swoich dzieci i którymi kierowałem się, podejmując wszelkie decyzje dotyczące ich kształcenia. Jestem przekonany, że jeśli zachowuje się te zasady w pamięci w codziennym życiu, także w sytuacjach, w których rodzą się wątpliwości dotyczące spraw związanych z rozwojem dzieci, łatwiej jest podejmować trafne decyzje.

Rozdział 2

Twoje dziecko jak drzewo

„Jeśli nie wykorzystujesz w pełni swoich możliwości,
z pewnością będziesz nieszczęśliwy".
ABRAHAM MASLOW

Być może zdarzyło ci się kiedyś patrzeć, jak nowo narodzony źrebak albo jelonek próbuje utrzymać się na własnych nogach. I zaledwie kilka minut po przyswojeniu sobie umiejętności wstania, wciąż dygoczący, robi kilka pierwszych kroków, podążając za swoją mamą. Dla istoty ludzkiej, której potomstwo dopiero po mniej więcej roku od narodzin jest w stanie stawiać pierwsze kroki – a w niektórych wypadkach potrzebuje około czterdziestu lat, żeby wyjść z domu rodziców – oglądanie takiego spektaklu może być naprawdę fascynujące. Nowo narodzony człowiek przychodzi na świat z absolutną potrzebą opieki ze strony starszych. Żaden inny ssak nie wymaga takiej ochrony jak ludzkie dziecko. Z tego powodu w umysłach wielu rodziców powstaje obraz dziecka jako istoty kruchej i zależnej. Choć istotnie tak jest w pierwszym roku życia – a w pewnych kwestiach praktycznych także i w kolejnych latach – chciałbym na koniec tego rozdziału pozostawić cię z przekonaniem, że zasadniczo twoje dziecko jest podobne do owego jelonka, malutkiej zebry czy źrebaka, które stają na własnych nogach bardzo szybko po urodzeniu.

To jasne, że noworodek nie jest w stanie chodzić za swoją mamą, kiedy opuszcza szpital, w którym przyszedł na świat. Niemniej jednak potrafi robić rzecz równie fascynującą. Jeśli chwilę po narodzinach zostaje ułożony na brzuchu mamy, nie odpoczywa w spokoju, tylko zaczyna pełznąć, aż dostrzeże ciemną plamę matczynego sutka. Podąża w jego kierunku do chwili, kiedy zdoła się do niego przyssać. Ci, którym dane było obserwować taką scenę, zgodzą się chyba ze mną, że dla każdego rodzica jest to widowisko wręcz niewiarygodne. A przecież mówimy o rzeczy całkowicie naturalnej. Każda istota ludzka ma zaprogramowaną dążność do zdobycia niezależności i szczęścia. Przekonanie, że człowiek ma w sobie wrodzoną chęć pełnego rozwoju, jest w świecie psychologii i pedagogiki dobrze ugruntowane i powszechnie akceptowane. Jest też podstawową zasadą biologii: wszystkie istoty żywe charakteryzuje naturalna skłonność do wzrostu i nieskrępowanego rozwoju. W żyznej ziemi i przy dostępie do choćby niewielkiej ilości światła oraz wody nasienie dębu rozpocznie proces nieustannego wzrostu. Pień dojrzewającej rośliny będzie stawał się coraz wyższy i grubszy, zaczną się pojawiać nowe gałęzie, a na nich liście – aż w końcu ujrzymy drzewo o rozmiarach dojrzałego, majestatycznego dębu. Podobnie ptak będzie rozwijał swe upierzenie, siłę skrzydeł i zręczność w posługiwaniu się dziobem, po to żeby móc fruwać, radzić sobie z dżdżownicami i budować własne gniazda. Płetwal błękitny nie przestanie rosnąć, aż osiągnie rozmiary największego zwierzęcia na naszej planecie. Jeśli nic im w tym nie przeszkadza, wszystkie dzieci natury mają przyrodzoną skłonność do realizowania całego swego potencjału. Twoje dziecko też. Jako pierwsi działanie tej zasady zaobserwowali w połowie XX wieku psycholodzy określani jako „humanistyczni". W psychologii toczył się wówczas spór między dwiema wielkimi szkołami. Jedną z nich była psychoanaliza, której zwolennicy bronili poglądu, że istota ludzka uwarunkowana jest przez nieuświadomione pragnienia i potrzeby. Drugim nurtem był behawioryzm, którego przedstawiciele kładli nacisk na rolę nagród i kar w determinowaniu naszego zachowania i szczęścia. Abraham Maslow, ojciec psychologii humanistycznej, bronił tezy, że jednostkę ludzką – podobnie jak inne istoty żywe – cechuje naturalna skłonność do pełnego rozwoju. W przypadku drzewa czereśniowego pełny rozwój oznacza coroczne kwitnienie na wiosnę i rodzenie słodkich, smacznych owoców. Dla geparda rozwinąć się w pełni to nauczyć się biegania z prędkością większą niż wszystkie inne zwierzęta na ziemi, a dla wiewiórki – znaleźć sobie dziuplę i zgromadzić na zimę zapas orzechów i suszonych owoców.

Dla istoty ludzkiej zrealizowanie własnego potencjału oznacza ewolucję znacznie dalej posuniętą niż u roślin czy zwierząt, ale i w tym przypadku zasada rozwoju wygląda podobnie. Ponieważ dziecko ma skomplikowany mózg, który pozwala mu odczuwać i myśleć, wchodzić w relacje społeczne i realizować różne cele, jego natura wymaga czegoś więcej niż natura ptaka. Ludzki mózg wykazuje naturalną skłonność, żeby czuć się dobrze z samym sobą i pośród innych osób oraz żeby szukać szczęścia i sensu własnego istnienia. My, psycholodzy, nazywamy ten ostateczny cel każdego człowieka potrzebą „samorealizacji" i wiemy, że przy spełnieniu niezbędnych warunków każda osoba tę potrzebę odczuwa. Nie kto inny jak Steven Pinker, jeden z najbardziej zasłużonych neurobiologów zajmujących się ewolucją ludzkiego mózgu, zapewnia, że zarówno instynkt walki o życie, potrzeba wolności, jak i poszukiwanie szczęścia są zapisane w naszym DNA. Według Maslowa realizacja własnego potencjału oznacza, że człowiek cieszy się obecnością innych osób, dobrze czuje się sam ze sobą i osią-

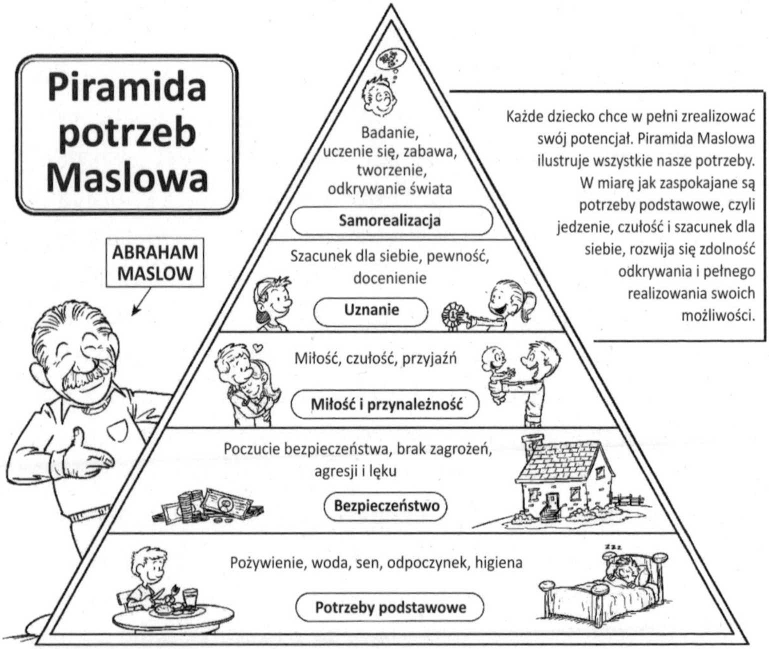

ga stan pełnej harmonii oraz satysfakcji. Maslow zilustrował swoje poglądy za pomocą powszechnie znanej piramidy podstawowych potrzeb. Chciałem ją tu jednak przywołać w wersji uwzględniającej potrzeby najmłodszych.

Co wynika z tego rysunku? Podobnie jak drzewo potrzebuje do wzrostu i rozwoju spełnienia pewnych minimalnych warunków – czyli trochę ziemi, wody, światła słonecznego i przestrzeni – mózg dziecka też ma określone podstawowe potrzeby. W przypadku człowieka rolę ziemi, czyli potrzeb poziomu najniższego, odgrywa bezpieczeństwo fizyczne, obejmujące takie warunki wzrostu jak pożywienie, odpoczynek i higiena, a także wolny od zagrożeń i nieprzyjaznych zachowań dom, który występuje tu na poziomie drugim. Na trzecim poziomie – odpowiedniku wody służącej do „podlewania" umysłu – znajduje się czułość kochających rodziców, którzy ochraniają dziecko i dostarczają mu emocjonalnej pożywki, a przez to ułatwiają mu wyrobienie sobie właściwego szacunku dla samego siebie. Na czwartym poziomie – który z kolei można uważać za odpowiednik przestrzeni dla wzrastającej rośliny – występuje potrzeba zaufania okazywanego przez rodziców oraz potrzeba wolności. Bez nich bowiem zdolności dziecka i chęć poznawania świata mogą zostać zduszone przez brak pewności siebie i brak swobody pozostawionej przez rodziców. I w końcu, tak jak gałęzie drzewa wyciągają się w górę, żeby łapać promienie słońca, tak mózg dziecka w naturalny sposób poszukuje bodźców, które pozwolą mu eksplorować, bawić się, przeprowadzać doświadczenia i odkrywać świat przedmiotów i osób z jego otoczenia – a wszystko to w nieustającym dążeniu do pełnego rozwoju. W dalszych rozdziałach książki będziemy się przyglądać tym czterem podstawowym, a do tego niezbędnym warunkom, których wymaga pełen rozwój umysłowy. Jednakże w tym rozdziale chciałbym podkreślić, jak wielkie znaczenie ma zaufanie. Pamiętaj, że twoje dziecko jest jak drzewo zaprogramowane na proces wzrostu i osiągnięcia pełni swoich możliwości. Ani nauczyciele, ani rodzice, ani samo dziecko nie wiedzą, jakim typem drzewa w końcu będzie. Z biegiem lat zaczniesz się przekonywać, czy twoje dziecko staje się imponującą sekwoją, samotną topolą, bogatą w owoce czereśnią, wytrzymałą palmą, czy majestatycznym dębem. Możesz jednak mieć pewność, że mózg twojego dziecka jest tak zaprogramowany, żeby przejść proces pełnego rozwoju i zrealizować cały swój potencjał. W wielu wypadkach twoje zadanie ograniczać się będzie do jednego: do ufania dziecku.

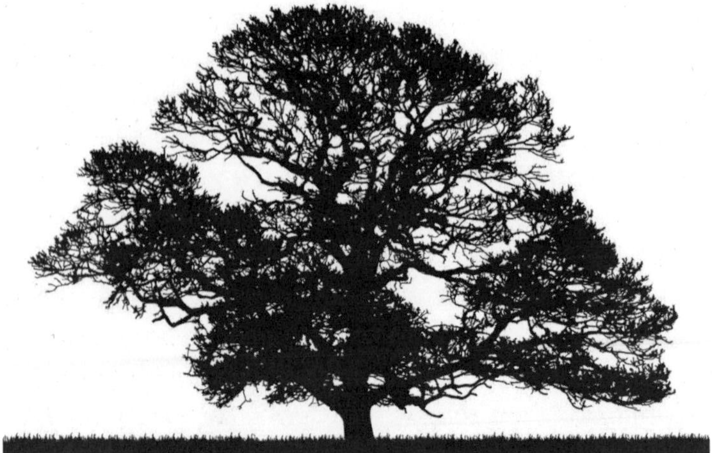

Rozdział 3

Ciesz się chwilą

„Prawdziwa wielkoduszność wobec przyszłości polega na oddaniu wszystkiego teraźniejszości"[1].
ALBERT CAMUS

Mniej więcej pięć lat temu szedłem w pośpiechu do pociągu, którym codziennie rano dojeżdżam do pracy. Po drodze spotkałem naszego lokalnego rzeźnika. Szeroko się do mnie uśmiechając, zagadał:

– Dzień dobry! I jak leci?

W tamtym czasie od paru dni co rano odprowadzałem syna do żłobka. Wstawałem godzinę wcześniej niż zwykle, żeby móc się przygotować, zanim mały się obudzi. Choć zawsze marzyłem o tym, żeby mieć rodzinę, i zachwycały mnie dzieci, prawdą jest, że – jak to się zdarza wielu początkującym rodzicom – nowe obowiązki oraz utrata wolności mnie przytłaczały. Moje ówczesne zadania odbierałem tak,

[1] Albert Camus, *Człowiek zbuntowany*, tłum. Joanna Guza.

jakbym musiał budzić się dwa razy, ubierać się dwa razy, dwa razy szykować śniadanie i również dwukrotnie iść do pracy. Była to drastyczna zmiana w stosunku do mojego poprzedniego życia, w którym zajmowałem się jedynie samym sobą. Byłem zmęczony, nie w sosie, w pewnym sensie czułem się nieszczęśliwy. Odpowiadając rzeźnikowi, poskarżyłem się więc na zmęczenie i ustawiczny brak czasu. On zaś, mężczyzna w sile wieku i mądrzejszy ode mnie, udzielił mi rady, której nigdy nie zapomnę:

– Z dziećmi czas mija bezpowrotnie. To, czego teraz nie zrobisz, już nigdy nie wróci. Utracisz to na zawsze.

W tym momencie coś jakby kliknęło mi w głowie. Obudziłem się.

Ciesz się swoim rodzicielstwem

Być tatą lub mamą to znacznie więcej niż odpowiedzialność. To przywilej. Często słyszę rodziców, którzy – tak jak ja tamtego trzeciego dnia odprowadzania syna do żłobka – postrzegają swoje rodzicielstwo jako ciężar. Zauważają zwykle, że utracili wolność, widzą swoje zmęczenie i frustrację, które wiążą się z wychowywaniem dziecka, i sprawiają wrażenie, jakby zapomnieli o radości, którą niesie ze sobą bycie rodzicem. Bycie mamą lub tatą bez wątpienia związane jest z koniecznością rezygnacji z wielu rzeczy. Czas wolny, podróże, kariera zawodowa czy wypoczynek schodzą na drugi plan. Każdy rodzic wie, że pojawienie się dziecka oznacza rezygnację z beztroskiego życia i wejście w okres pełen wielu, bardzo wielu trosk. Z mojego punktu

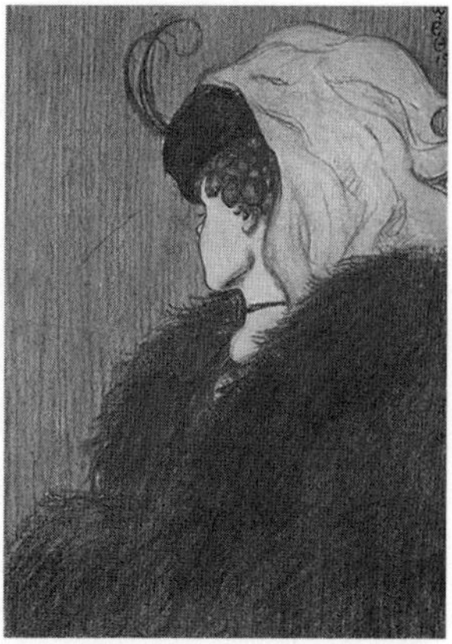

widzenia wszystkie te wyrzeczenia mają sens tylko wtedy, jeśli znajduje się jakąś rekompensatę. Dla osób mających dzieci rekompensatą jest radość.

Jeśli zwykle przytłacza cię odpowiedzialność, którą niesie ze sobą opieka nad dziećmi, chciałbym zwrócić twoją uwagę na coś bardziej pozytywnego. Kiedy mózg zmienia przedmiot, na którym ogniskuje swą uwagę, potrafi spojrzeć na rzeczy w sposób całkiem inny niż dotychczas. Przyjrzyj się temu rysunkowi.

Powstał w 1915 roku i przedstawia żonę oraz teściową autora (tytuł oryginału: *Moja żona i moja teściowa*, autor W.E. Hill). Czy jesteś w stanie dostrzec obie kobiety? Intrygujące w rysunku jest to, że w zależności od miejsca, na którym koncentrujesz uwagę, zobaczysz osobę młodą lub w podeszłym wieku. Jeśli skupisz się na punkcie położonym trochę powyżej miejsca, gdzie zbiegają się wyłogi kołnierza, rysunek wyda ci się przedstawieniem starszej pani. Jeśli natomiast zogniskujesz uwagę na części twarzy tuż pod kapeluszem, dostrzeżesz sylwetkę młodej kobiety z odwróconą głową. Stara lub młoda. W istocie obie są na rysunku obecne, ale nie można patrzeć na obie jednocześnie. W pewnym sensie doświadczenie z wychowaniem dziecka przypomina zabawę z tym rysunkiem. Możesz spędzić całe życie, skupiając uwagę na zgorzkniałej twarzy, której wyraz świadczy o ponoszonych ofiarach, albo skoncentrować się na tym, jak pięknie rośnie twoje dziecko.

Jeśli zanosisz uśpionego synka do łóżka, to znaczy, że czuje się on w twoich ramionach bezpiecznie. Jeżeli spóźniasz się do pracy, bo wcześniej – w drodze do szkoły – zatrzymaliście się, żeby zbierać szyszki, to znaczy, że tego ranka dane ci było przeżyć magiczne chwile u boku córki. Jeśli przydarza ci się nieprzespana noc spowodowana tym, że mały ząbkuje, to znaczy, że jesteś przy nim, kiedy cierpi. A jeśli zwalniasz się z pracy na jeden dzień z powodu szkolnego przedstawienia, to znak, że jesteś razem z dzieckiem w ważnych chwilach jego życia. Nie miej wątpliwości: zdarzą się różne trudne momenty. Ale jeżeli chcesz wyjść poza sferę nadzoru i przeżyć pełne, satysfakcjonujące doświadczenie jako mama lub tata, mam dla ciebie radę: skieruj swoją uwagę na piękną stronę rodzicielstwa i ciesz się nią ze wszystkich sił.

Korzystaj z chwili

Jak wynika ze zdania Marii Montessori przytoczonego we wstępie do tej książki, najważniejsze w życiu dziecka jest pierwsze sześć lat. W tym właśnie czasie nabiera ono zaufania do siebie i do otaczającego je świata, poznaje język, wykształca swój własny sposób uczenia się i tworzy podstawy, na których w przyszłości będzie mogło rozwiązywać problemy i podejmować decyzje.

Z tego powodu tak ważne jest, żeby wykorzystać pierwsze lata życia dziecka: być z nim i pomagać mu rozwijać zdolności poznawcze oraz emocjonalne. Nie chodzi o to, żeby poddać dziecko działaniu skomplikowanych programów wczesnej stymulacji czy umieścić je w najlepszym przedszkolu w swojej okolicy. W każdej zabawie, w każdym płaczu, na każdym spacerze i w każdej butelce do karmienia można znaleźć okazję, żeby uczyć dziecko i wzmacniać jego rozwój umysłowy. Wiemy, że to nie szkoła – ani tym bardziej zajęcia pozaszkolne – ale rodzice i rodzeństwo mają w tych pierwszych latach życia największy wpływ na rozwój i dojrzewanie dziecka. Wartości, normy, wnikliwość, pamięć i umiejętność radzenia sobie z problemami przekazywane są poprzez mowę, zabawę, wielkie i małe gesty oraz różnorodne szczegóły – często z pozoru nieistotne – które składają się na proces wychowania. Cała ta książka jest właśnie próbą dostarczenia ci narzędzi i strategii, które będziesz mógł odnieść do waszego codziennego życia i które pozwolą twojemu dziecku uczyć się bez napięć i skutecznie poprzez zabawę i uciechę. W naturalny sposób mogą one przy okazji wspomóc tworzenie się satysfakcjonujących i trwałych więzi między wami.

Ciesz się chwilą

Tak jak ludziom, którzy chcą wycisnąć z życia jak najwięcej, przyświeca maksyma: „Chwytaj dzień" (*Carpe diem*), tak wszyscy, którzy chcieliby pomóc dzieciom rozwinąć ich cały potencjał, powinni wyznawać zasadę: „Ciesz się chwilą". Uciecha powinna być zasadniczą częścią rozwoju dziecka. Powód jest bardzo prosty: dorośli postrzegają świat w sposób rozumny, w formie idei i słów, ale czy kiedykolwiek zastanawiałeś się, jak postrzegają świat twoje dzieci? Nie wszystkie istoty żywe odbierają otaczającą nas rzeczywistość w taki sam sposób. Na przykład do mózgu psa świat dociera w formie zapachów, do mózgu nietoperza – w postaci odbitych fal dźwiękowych trafiających do jego urządzenia echolokacyjnego, a z kolei mózgi pszczół rejestrują impulsy elektromagnetyczne. Dziecko też postrzega świat zupełnie inaczej niż dorosły, szczególnie w trakcie pierwszych lat swego życia. Dla dziecka świat to przede wszystkim emocje, zabawa i czułość.

W tym kontekście zabawa jest kluczem do wspierania intelektualnego i emocjonalnego rozwoju dziecka. Jasne, że dziecko może się uczyć także wtedy, gdy jego rodzice nie są skłonni do zabawy, ale ta forma aktywności ma jednak znaczną przewagę. Mózg dziecka jest zaprojektowany w taki sposób, żeby uczyć się przez zabawę. Kiedy bawimy się z dzieckiem, wchodzi ono w tryb nauki: wszystkie jego zmysły ześrodkowują się na tej formie działania. Ma ono wówczas zdolność trwania w skupieniu, koncentrowania się na twoich gestach i słowach, a ponadto zapamiętuje znacznie lepiej, niż kiedy je instruujemy albo coś mu nakazujemy. Bawiąc się z dzieckiem, wchodzimy z nim w kontakt uczuciowy. Już sama zabawa budzi jego emocje, ale dodatkową rolę odgrywa tu kontakt fizyczny z tatą lub mamą, którzy w trakcie zabawy obejmują je, podtrzymują albo całują. Kiedy dziecko się bawi, potrafi odgrywać różne role, stawiać się na miejscu innych osób i myśleć o przyszłości. Bawiące się dziecko umie w swoim myśleniu i zachowaniu wykazywać inteligencję i dojrzałość większą niż ta, która jest właściwa jego wiekowi, bo zabawa rozszerza możliwości jego umysłu bardziej niż jakakolwiek inna aktywność.

Jeśli chcesz zagłębić się w świat swojego dziecka i działać z jego perspektywy, radziłbym ci usiąść albo położyć się na podłodze i rozejrzeć się z tej wysokości. Nie ma lepszego sposobu, żeby przyciągnąć uwagę dziecka. Mogę cię zapewnić, że każde dziecko obecne w pokoju natychmiast bez słowa zbliży się do ciebie, żeby się wspólnie bawić. Będzie szczęśliwe, bo udało ci się wejść w jego świat emocji i zabawy. Zachęcam do zajmowania miejsca w pierwszym rzędzie w życiu twoich dzieci. I w tym celu namawiam – zarówno w tym rozdziale, jak i w całej książce – żeby jak najczęściej siadać z dzieckiem na dywanie i wykorzystywać zabawę i radość jako narzędzia wychowawcze. Siedząc tak nisko, uzyskasz komfortowy punkt obserwacyjny, z którego będziesz mógł oglądać rozwój mózgu swego dziecka i jednocześnie w nim uczestniczyć. Ciesz się tym przywilejem!

Rozdział 4

Mózgowe ABC dla rodziców

„Inwestowanie w wiedzę zawsze przynosi największe zyski".
BENJAMIN FRANKLIN

Wiem z pierwszej ręki, że podstawowe informacje na temat funkcjonowania i rozwoju mózgu mogą się okazać ogromnie przydatne dla rodziców wychowujących dzieci. Nie trzeba do tego być specjalistą neurobiologiem. Cztery pociągnięcia pędzlem wystarczą, by namalować obraz, który pomoże ci zrozumieć podstawowe idee, pomocne przy podejmowaniu decyzji i kierowaniu procesem wychowania dzieci. Na różnych kartach tej książki będziesz znajdować informacje, które przydadzą ci się, by wesprzeć dziecko w dziele rozwijania jego pełnego potencjału. W tym rozdziale otworzymy drzwi do tajemniczego świata mózgu, żeby przekazać ABC wiedzy na jego temat – a więc to, co każdy rodzic powinien wiedzieć, by pomagać dziecku w realizacji wszystkich możliwości rozwojowych. Chodzi o trzy bardzo proste idee, które bez trudu zrozumiesz i nauczysz się stosować.

Połączenia

Nowo narodzone dziecko ma już prawie wszystkie neurony – w liczbie mniej więcej stu miliardów – którymi dysponować będzie także jako dorosły człowiek. Główna różnica między mózgiem dziecka i dorosłego polega na tym, że w mózgu dorosłego istnieją biliony połączeń między poszczególnymi komórkami nerwowymi. Każde z takich połączeń nazywamy synapsą. Aby wyrobić sobie choć przybliżone wyobrażenie, jak niewiarygodne są możliwości tworzenia się sieci połączeń między neuronami w mózgu, wystarczy wziąć pod uwagę, że pojedyncze synapsy mogą powstawać w ciągu zaledwie dwóch sekund, a niektóre neurony są w stanie łączyć się z aż piętnastoma tysiącami sąsiednich komórek.

Bardziej interesujący niż same te liczby jest fakt, iż każde z połączeń przekłada się na jakiś element procesu uczenia się dziecka. Położenie, siła nacisku i kierunek kciuka przy trzymaniu ukochanego dinozaura znajdują odbicie w mózgu dziecka w postaci odrębnych połączeń między neuronami;

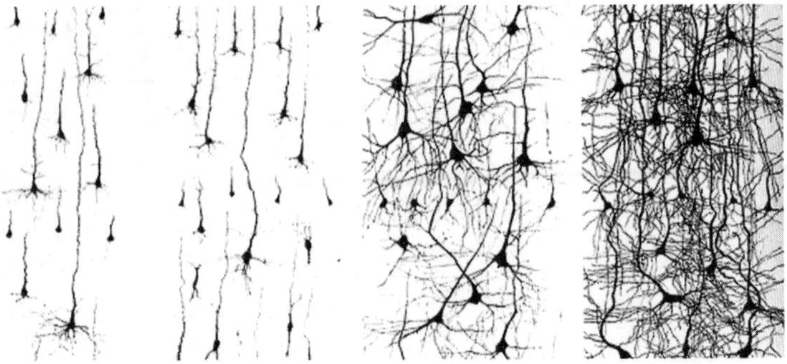

Narodziny 1 miesiąc 6 miesięcy 2 lata

innym efektem doświadczenia z trzymaniem dinozaura jest wytworzone poczucie, że skupienie pozwala osiągnąć to, czego się chce. Kiedy rozmawiamy z dzieckiem, kiedy je całujemy czy kiedy ono po prostu nas obserwuje, w jego mózgu tworzą się połączenia, które później pomogą mu stawić czoło dorosłemu życiu. W dalszych częściach książki będę wielokrotnie pokazywał, jak komunikować się z dzieckiem, żeby w jego mózgu powstawały wartościowe połączenia pozwalające mu osiągać cele i czuć się dobrze z samym sobą. Poświęcimy cały rozdział, żeby nauczyć się, jak pomagać dziecku tworzyć użyteczne synapsy z jak największą wydajnością. Na razie warto zapamiętać sobie jedno: wszystko, czego uczymy dziecko, zostanie zapisane w jego mózgu w formie połączeń, które – prawdopodobnie – będą mu towarzyszyć przez całe życie.

Rozum i intuicja

A teraz w naszym mózgowym abecadle dla rodziców litera „B", czyli nieco więcej informacji o tym, czym jest inteligencja dziecka. Wiedząc to, łatwiej wspierać rozwój jego zaufania do samego siebie. Najbardziej zewnętrzna część mózgu, którą nazywamy korą mózgową, dzieli się na dwie półkule – lewą i prawą. Lewa półkula kontroluje ruch prawej ręki i u większości ludzi jest półkulą dominującą. Wśród funkcji, za które odpowiada, jest między innymi umiejętność mówienia, czytania i pisania, zapamiętywanie imion, sprawowanie samokontroli, wykazywanie aktywności i optymizmu wobec życia. Można by powiedzieć, że ta półkula odpowiada za naszą naturę racjonalną, logiczną, za pozytywne nastawienie i procesy kontrolne. Prawa półkula zarządza natomiast ręką lewą i – tak jak to najczęściej bywa – jej aktywność intelektualna zwykle jest mniej oczywista. Jednakże funkcje prawej półkuli są – jak się przekonamy – nie mniej ważne. To właśnie ona odpowiada za nasz własny język pozawerbalny i pozwala interpretować pozawerbalne sygnały płynące od innych. To dzięki niej wyrabiamy sobie pierwsze wrażenie, łączymy szczegóły w całość, potrafimy wykrywać drobne pomyłki i na bieżąco je poprawiać. Możemy powiedzieć, że prawa półkula odpowiada za naszą naturę intuicyjną, artystyczną i emocjonalną.

Takie zróżnicowanie nie oznacza, że osoby leworęczne działają bardziej intuicyjnie, a praworęczne – bardziej

Lewa półkula
Ustanawianie reguł i systemów
Logiczne myślenie
Mowa
Namysł
Nauka
Rozum

Prawa półkula
Nadawanie sensu szczegółom
Myślenie intuicyjne
Kreatywność
Emocje
Muzyka
Sztuka

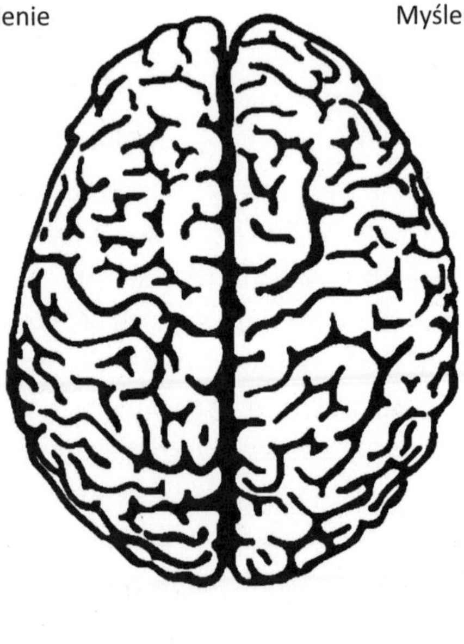

logicznie (nie stwierdzono tego typu różnic). Nie chcę też powiedzieć, że dzieci można podzielić na intuicyjne i racjonalne. W gruncie rzeczy wiemy, że wszyscy ludzie potrzebują funkcji obu półkul, żeby osiągnąć pełny rozwój. Malarz musi mieć dobre wyobrażenie całości obrazu (prawa półkula), ale potrzebuje też dobrej kontroli nad każdym pociągnięciem pędzla (lewa półkula). Podobnie adwokat musi zapamiętać wiele zapisanych w kodeksie, pojedynczych przepisów prawnych (lewa półkula), ale jednocześnie dostrzegać ich ogólny sens (półkula prawa). W dalszej części książki postaram się wyjaśnić, jak wspierać rozwój poszczególnych funkcji, za które odpowiadają odrębne części obu półkul, i jak każda z nich wpływa na rozwój emocjonalny dziecka.

Trzy mózgi w jednym

Przekażę teraz pewne informacje dotyczące mózgu dziecka, które prawdopodobnie są najbardziej użyteczne dla rodziców. Mózg ludzki ewoluował przez miliony lat od bardziej prymitywnych form, aż stał się najbardziej skomplikowanym tworem w historii świata. Wiele osób jest przekonanych, że owocem tej długotrwałej ewolucji jest mózg, który pozwala nam lepiej rozumować. Niemniej jednak rzeczywistość odbiega od koncepcji mózgu jako organu służącego jedynie do chłodnej kalkulacji. Przez miliony lat w mózgu tworzyły się struktury, które pozwalały człowiekowi znajdować pożywienie, unikać niebezpieczeństw, poszukiwać schronienia i wreszcie komunikować się oraz skutecznie rozwiązywać skomplikowane problemy. Cała ta ewolucja odcisnęła się w strukturze mózgu, który przecież na kolejnych etapach nie ulegał każdorazowo transformacji w coraz to nowe, całkiem odmienne od poprzednich formy, lecz rozbudowywał się, dołączając nowe umiejętności i narzędzia do tych, w które wyposażony był już wcześniej. Poszczególne kroki ewolucji znajdowały odbicie w zmieniającej się konfiguracji mózgu. Możemy dziś wyróżnić w nim struktury najstarsze, najbardziej pierwotne, wysoce wyspecjalizowane w przetwarzaniu emocji, oraz nowsze, odpowiadające za skomplikowane procesy intelektualne. Z mojego punktu widzenia wychowanie możliwe jest tylko wtedy, kiedy zwraca się uwagę na kształcenie poszczególnych poziomów czy szczebli dających się wyróżnić w dziecięcym mózgu.

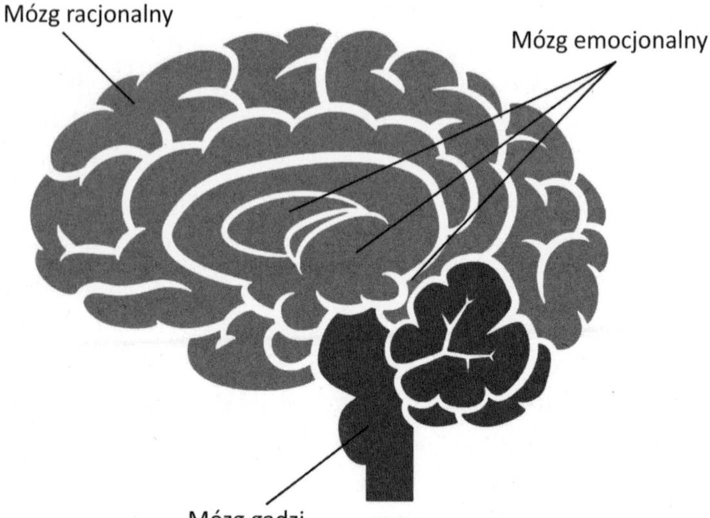

Metafora, która pomaga zrozumieć odrębne etapy rozwoju i struktury składające się na ludzki mózg, mówi o tym, że są w nim obecne trzy różne mózgi.

Mózg gadzi jest ze wszystkich najbardziej pierwotny i fizycznie położony najniżej. Tę część mózgu często odnosimy do funkcjonowania gadów, bo odpowiada ona za naszą walkę o przetrwanie. Znajdują się w niej struktury, które kontrolują bicie serca i oddech, inne odpowiedzialne za stany czuwania i snu, za wyczuwanie zmian temperatury czy za uczucie głodu.

Na drugim poziomie mamy całą serię struktur, które zbiorczo nazywamy **mózgiem emocjonalnym**[2]. Ta część mózgu rozwinęła się u pierwszych ssaków i jej funkcjonowanie opiera się na umiejętności rozróżniania emocji przyjemnych i nieprzyjemnych. Działa ona tak, aby organizm unikał doznań niekorzystnych (niebezpieczeństwo, zagrożenia oraz wszelkie sytuacje budzące strach) i maksymalizował przeżycia przyjemne (zaspokajanie głodu, przebywanie z osobami, które dają poczucie bezpieczeństwa i okazują czułość).

Na ostatnim poziomie znajduje się najdłużej ewoluujący **mózg racjonalny**. To on właśnie odróżnia ludzi od zwierząt i sprawia, że jesteśmy obdarzeni samoświadomością, komunikujemy się, analizujemy, potrafimy wczuwać się w sytuację innych i podejmować decyzje oparte na rozumowaniu bardziej logicznym lub bardziej intuicyjnym.

Jak więc widać, mózg nie jest bynajmniej organem wyłącznie chłodnym i racjonalnym, odpowiada bowiem i za rozum, i za odczucia oraz emocje. U dziecka rolę wiodącą

[2] W literaturze polskiej najczęściej spotyka się określenia „układ limbiczny" lub „mózg ssaków" – przyp. tłum.

grają mózgi gadzi i emocjonalny. Aż do ukończenia przez dziecko pierwszego roku życia rodzice powinni współdziałać głównie z najbardziej pierwotną częścią jego mózgu. Na tym etapie nie na wiele zda się zachęcanie dziecka do rozumowania, kiedy czuje jakąś niewygodę albo głód, bo to nie część racjonalna mózgu może zaradzić tym problemom. Jedynym rozwiązaniem, kiedy dziecko jest głodne, zziębnięte lub śpiące, jest zaspokojenie jego potrzeb i ukojenie go. Od początku drugiego roku życia obok mózgu gadziego funkcjonuje też mózg emocjonalny i rodzice powinni stosować różne strategie, żeby prowadzić dialog zarówno z najbardziej pierwotnymi instynktami dziecka, jak i z jego potrzebami emocjonalnymi, takimi jak potrzeba miłości i bezpieczeństwa. Na tym etapie najbardziej użyteczne sposoby postępowania każdego rodzica to określanie granic, okazywanie empatii i – przede wszystkim – czułości. Nieco później, mniej więcej po rozpoczęciu trzeciego roku życia, ogromną rolę w życiu dziecka zaczyna odgrywać mózg racjonalny. Jest on w stanie kontrolować podstawowe instynkty dziecka i pozwala mu kierować się rozumem, intuicją i własną wolą. Mimo to nadal potrzebna jest olbrzymia dawka czułości i zrozumienia adresowana do mózgu emocjonalnego (szczególnie pod koniec dnia). Mózg gadzi w dalszym ciągu może przejmować kontrolę nad zachowaniem dziecka. W takich wypadkach słowa rodzica z trudem będą w stanie ukoić płacz malucha w sytuacji, gdy łzy służą wyłącznie zwróceniu uwagi na konieczność zaspokojenia podstawowych potrzeb dziecka, czyli nakarmienia lub ułożenia do snu. Przygotowałem tabelę, która może pomóc w zrozumieniu, jak radzić sobie z poszczególnymi poziomami funkcjonowania mózgu.

Część mózgu	Przeżycia dziecka	Skuteczne strategie
Mózg gadzi	Odczuwa głód, senność, ból. Wstrząsa nim niedający się utulić płacz.	Zaspokoić potrzeby. Usunąć źródła problemów.
Mózg emocjonalny	Czuje się podekscytowane, przestraszone, zdenerwowane, rozzłoszczone, chce coś osiągnąć.	Pomóc w osiągnięciu celów i pogodzeniu się z tym, że nie wszystko da się zrobić. Współczuć. Zapewnić bezpieczeństwo i czułość.
Mózg racjonalny	Wspomina wydarzenia, chce nakreślić plan, żeby coś osiągnąć, chce się skupić. Odczuwa brak satysfakcji i troskę.	Pomóc w rozumowaniu, w skupieniu się, w przypominaniu sobie. Pomóc w komunikacji z mózgiem emocjonalnym.

Inteligentny ojciec czy matka są w stanie nawiązać dialog z każdą z części mózgu dziecka w tym właśnie momencie, w którym jej głos staje się decydujący. Na przykład matka chłopca, który jest zniechęcony, bo nauczyciel nie wyznaczył go jako dyżurnego w klasie, może z synem porozmawiać i pomóc mu zrozumieć zarówno własne pragnienia, jak i uczucia. Ojciec dziewczynki, która zachowuje się radośnie i ma ochotę się bawić, może położyć się na podłodze i oddać się wspólnej zabawie z córką. A mama dziecka zdenerwowanego i złoszczącego się ze względu na bardzo późną porę, może zamiast sadzania go do kolacji ograniczyć posiłek do kubka mleka i pozwolić dziecku wypoczywać – bo to jest akurat jego najważniejsza potrzeba. Zdawanie sobie sprawy z tych trzech poziomów funkcjonowania mózgu może okazać się bardzo przydatne, kiedy chcemy pomóc dziecku w uspokojeniu się i poradzeniu sobie z różnego rodzaju sytuacjami w codziennym życiu. W kolejnych rozdziałach pomówimy bardziej szczegółowo o strategiach, które mogą cię wspomóc w komunikacji z odpowiednimi częściami mózgu i – co najważniejsze – w nauczeniu tej sztuki samego dziecka.

Rozdział 5

Równowaga

„Dobra głowa i dobre serce tworzą
wspaniałe połączenie".
NELSON MANDELA

Z mojego punktu widzenia równowaga jest jednym z najważniejszych filarów, na których każdy rodzic powinien opierać swoje działania związane z wychowaniem dzieci. Buddyści nazywają równowagę „drogą środka". Według nich jest to jeden ze sposobów osiągnięcia mądrości. W tej książce kwestii równowagi w wychowaniu dzieci będziemy jeszcze wielokrotnie poświęcać sporo uwagi. Na razie, po pierwsze, zastanowimy się, jakie znaczenie ma zachowywanie równowagi między mózgiem emocjonalnym i racjonalnym. I po drugie, porozmawiamy o równowadze jako umiejętności kierowania się zdrowym rozsądkiem przy podejmowaniu decyzji dotyczących wychowania dziecka i opieki nad nim.

Mózg emocjonalny i mózg racjonalny

Większość ojców i matek chce dla swoich dzieci dwóch rzeczy: żeby były szczęśliwe i żeby mogły same o siebie zadbać. Bardzo często rodzice inwestują wiele wysiłku w wykształcenie akademickie potomstwa w przekonaniu, że błyskotliwy umysł jest w stanie otworzyć wszystkie drzwi prowadzące do szczęścia: pracę, miłość, przyjaźnie, sukcesy i pewien poziom życiowego komfortu. Niemniej jednak założenie, że intensywny rozwój intelektualny sprzyja silnemu poczuciu szczęścia, nie jest niczym uzasadnione. W gruncie rzeczy nie ma żadnej korelacji między inteligencją racjonalną a inteligencją emocjonalną. Mówiąc inaczej – językiem zrozumiałym dla osób nieobeznanych z pojęciami statystycznymi – nie ma żadnego związku między umiejętnościami intelektualnymi a umiejętnościami emocjonalnymi człowieka. Z pewnością nieraz dane nam było przekonać się o tym fakcie. Świat pełen jest osób aż nadto rozwiniętych intelektualnie, a przy tym całkowicie pozbawionych empatii i odczuwających ciągły stres. Ludzie, którzy odnieśli wszelkie możliwe sukcesy, często nie osiągają szczęścia. A z drugiej strony są osoby, które nie ukończyły studiów, ich poziom intelektualny można określić jako skromny, a przy tym mają w sobie wiele ciepła, są przyjaźnie nastawione do innych i wiele w nich zdrowego rozsądku. Dla osoby uważającej się za inteligentną nie ma nic gorszego, niż spotkać głupka, który okazuje się od niej sprytniejszy. Zaznaczam przy tym, że wypowiadam słowo „głupek" z całym należnym szacunkiem.

Powód, dla którego mogą istnieć tego typu rozbieżności, jest bardzo prosty. Jak widzieliśmy na ilustracji, inteligencja emocjonalna i racjonalna są zlokalizowane w odrębnych obszarach mózgu i przez to są od siebie niezależne. Podczas gdy cała kora mózgowa, w której rezyduje mózg racjonalny, odpowiada za oddziaływanie dziecka ze światem za pomocą umiejętności intelektualnych, mózg emocjonalny rządzi się prawami uczuć. Jeśli w przypadku mózgu racjonalnego najlepsze rezultaty osiąga się dzięki pogłębionej analizie sytuacji, to w przypadku mózgu emocjonalnego procesem podejmowania decyzji steruje pierwsze wrażenie i wcześniejsze doświadczenia własne. Nie można powiedzieć, że jeden sposób myślenia jest lepszy, a drugi gorszy. Po prostu pewne okoliczności w większym stopniu wymagają inteligencji emocjonalnej, a inne – intelektualnej. Co więcej, wiemy, że osoby potrafiące zachowywać odpowiednią równowagę między tymi dwiema częściami mózgu, nie tylko są najszczęśliwsze, ale jednocześnie najskuteczniej realizują swoje cele. W tym sensie możemy mówić o zrównoważonym wychowaniu wówczas, gdy tyle samo uwagi poświęca się mózgowi intelektualnemu (racjonalnemu), co emocjonalnemu. Chodzi nie tylko o to, żeby każdy z nich rozwinął się jak najpełniej, ale żeby potrafiły prowadzić ze sobą dialog: właśnie wtedy bowiem dziecko ma szansę wyrosnąć na osobę dorosłą, która umie w harmonijny sposób przeżywać i swoje emocje, i swoje myśli.

Zachować zdrowy rozsądek

Prawdopodobnie jednym z najczęstszych błędów wychowawczych popełnianych przez rodziców jest uciekanie się do skrajności. Co dziwne, takie zachowanie jest stosunkowo rozpowszechnione wśród matek i ojców, którzy najwięcej czytają i poszukują wskazówek na temat właściwych metod wychowania dzieci. Upodobanie do skrajności może się przejawiać na różne sposoby. Rodzic „fundamentalista" ma ustalone i niezmienne poglądy dotyczące tego, ile mleka powinien spożywać niemowlak przy każdym karmieniu, jak należy sterylizować smoczki, ile miesięcy, tygodni i dni powinno się karmić dziecko piersią, aby właściwie wykształcił się jego układ odpornościowy, oraz ile uścisków, całusów i innych pieszczot powinno się ofiarować potomkowi, zanim zacznie mu się wyznaczać jakieś granice. Tacy ludzie zwykle mają jak najlepsze intencje i opierają swe dogmaty na dobrze ugruntowanych teoriach, czasami tylko źle zinterpretowanych, a prawie zawsze doprowadzonych do skrajności. Być może rodzice powinni ograniczać swe lektury na temat wychowania do jednej lub dwóch prostych książek. Jako neuropsycholog mogę zapewnić, że kiedy mózg otrzymuje nadmiar informacji albo kiedy są one wzajemnie sprzeczne, reaguje niepokojem. W rezultacie człowiek chwyta się tylko pewnej części otrzymanej wiedzy i zapomina o innych danych, równie ważnych i dopełniających obraz.

Wszystkim rodzicom, którzy odnajdują siebie w tym krótkim opisie „fundamentalisty" i którzy czują, że w wychowaniu dzieci istnieją jasne i nienaruszalne normy, mogę tylko powiedzieć, że gdyby proces wychowywania dzieci był rzeczywiście tak skomplikowany, dający się wymierzyć w milimetrach, gdyby miał tak absolutny i precyzyjny charakter, w jaki oni wierzą, nasz gatunek wyginąłby miliony lat temu. Gdyby trochę zbyt wczesne zaprzestanie karmienia piersią, niedokładnie wysterylizowany smoczek, brakujący całus lub noc bez nakremowania pupy były istotnie takim zagrożeniem, jak się wydaje „fundamentalistom", na powierzchni ziemi nie byłoby już ani jednej ludzkiej istoty. W rzeczywistości zdrowe i szczęśliwe dzieci rosną wśród Eskimosów, w środku dżungli czy w wędrującej nieustannie przez pustynię karawanie. Naprawdę nie ma potrzeby odważać co do grama składników, które umieszczamy w butelce do karmienia niemowlaka, nic się nie stanie, jeśli dziecko przez jedną noc nie będzie nasmarowane preparatem nawilżającym, nie będzie nieszczęścia, jeśli mały poczeka chwilę, aż mama skończy się ubierać, zanim weźmie go w ramiona. Prawda jest taka, że wychowanie dzieci jest działaniem dużo prostszym i bardziej instynktownym, niż zdarza nam się sądzić.

Istnieją przekonujące dowody na to, że w procesie opieki nad dziećmi popadanie w skrajności jest niewskazane. Przyjrzyjmy się niektórym przykładom. Jak wszyscy wiedzą, drobnoustroje mogą wywoływać infekcje i zaburzenia procesu trawienia. Wielu pediatrów radzi, żeby w pierwszych miesiącach życia dziecka sterylizować butelki, smoczki, a także sutki, po to by wspomóc system immunologiczny dziecka w walce z chorobami. W niektórych przypadkach mamy jednak do czynienia z obsesją eliminowania zarazków, która zamienia się w gorączkowe próby stworzenia dziecku kompletnie sterylnego świata. Wiemy wszakże, że popadanie w taką skrajność nie jest dla dziecka korzystne. Badania przeprowadzone niedawno w Szwecji i opisane w prestiżowym czasopiśmie medycznym „Pediatrics" pokazują, że mamy do dyspozycji lepsze rozwiązania niż sterylizacja. Według autorów tych badań, jeśli smoczek spada na podłogę i rodzice wkładają go sobie do ust, by go oczyścić przed ponownym oddaniem niemowlęciu – bez moczenia smoczka w wodzie – do układu pokarmowego dziecka wprowadzona zostaje cała gama bakterii wpływających korzystnie na jego system immunologiczny. U takich dzieci rzadziej występują astma i wysypki skórne niż u ich rówieśników, którzy dostają wszystko prawidłowo wysterylizowane. Inna kwestia, z którą związane są sprzeczne poglądy, to zakreślanie dziecku pewnych granic: jedni uważają, że najlepiej dla dziecka, gdy tych granic jest jak najmniej, inni zaś – że powinno być ich wiele. W pierwszym przypadku dziecko wzrasta bez świadomości jakichkolwiek norm, co może prowadzić do braku pewności siebie wywołanego słabym rozeznaniem, co powinno się robić, a czego nie należy. W drugim przypadku natomiast wychowanie może wywołać nadmiernie rozbudowaną samokontrolę. Również w takiej sytuacji skutkiem bywa brak pewności siebie, dziecko bowiem czuje się ustawicznie pilnowane. Innym polem ścierania się skrajnych poglądów jest dyskusja, jak najlepiej nauczyć dziecko spania samemu. Niektóre mamy gotowe są gryźć i drapać każdego, kto choćby zasugeruje im, że poczynając od pewnego wieku, ich dziecko powinno spać bez towarzystwa. Inne zaś z równą zaciętością walczą o to, żeby nauczyć dziecko tej sztuki jak najwcześniej. Ta druga grupa podkreśla, jak ważne jest uczenie samodzielności od małego. Pierwsza zaś kładzie nacisk na rolę, jaką odgrywa w zapobieganiu niepokojom i frustracjom kontakt fizyczny z rodzicami. Wszyscy, których rady przyjaciół albo jakaś książka czy własne przekonania doprowadziły do zajmowania w tej sprawie niezłomnego stanowiska, zapominają, że istnieje też droga pośrednia: dbać – za pomocą czułości i okazywanego zaufania – o to, by układane do snu dziecko zasypiało w spokoju.

We wszystkich częściach książki będę cię prowadził takimi pośrednimi drogami, z dala od skrajności. Chciałbym, żeby pomogło ci to podejść do procesu wychowywania dzieci ze swobodą i wsparło ich zrównoważony rozwój, który z jednej strony przejawia się klarownym myśleniem, a z drugiej – dobrym samopoczuciem w towarzystwie samego siebie i innych osób.

CZĘŚĆ II

Narzędzia

Rozdział 6

Narzędzia wspomagające rozwój mózgu

„Wielcy artyści obserwują naturę
i korzystają z jej narzędzi".
THOMAS EAKINS

Jedną z najbardziej charakterystycznych cech ludzkiego mózgu jest umiejętność projektowania i używania narzędzi. Narzędzia towarzyszyły nam od czasu pojawienia się naszego gatunku i były jednym z głównych kluczy jego rozwoju i ewolucji. Dzięki narzędziom istoty ludzkie – biegające stosunkowo wolno w porównaniu z innymi zwierzętami – były w stanie polować i żywić się mięsem. Zmiana pożywienia z diety opartej na owocach i warzywach na wysokobiałkową pozwoliła organizmowi ludzkiemu wydatkować mniej energii na trawienie, a zaoszczędzone kalorie przeznaczać na niewiarygodną przygodę z myśleniem. Dopływ białka pozwolił nam też przekształcać myśli w połączenia w naszym mózgu, który dzięki temu rósł w zawrotnym tempie.

W miarę jak gatunek ludzki rozwijał swą inteligencję, mózg zaprojektował kolejne narzędzie, które zrewolucjonizowało możliwości człowieka: mowę. Był to najskuteczniejszy sposób przekazywania wiedzy na temat tego, gdzie znajdują się stada zwierząt, porównywania i ulepszania strategii polowań, wyjaśniania, jak znaleźć wodę – bez konieczności towarzyszenia poszukiwaczowi – czy wymiany myśli na temat przyszłości grupy. Projektowanie kolejnych narzędzi postępowało dalej i pomagało naszemu gatunkowi się rozwijać. Także i w tej chwili jako czytelnik trzymasz w dłoniach narzędzie pozwalające poznać różne punkty widzenia i uczyć się na podstawie doświadczeń, które inna istota ludzka przekazuje ci na kartach tej książki.

Narzędzia ustawicznie towarzyszyły człowiekowi w jego ewolucji i umożliwiły mu ogromny sukces, ułatwiając to, co bez nich byłoby niezwykle trudne. We wszystkich pracach i zawodach ludzie używają narzędzi. Mogą to być młotek i gwoździe, ścierka i kubeł, rękawiczki i skalpel, tablica i kreda czy ekran i klawiatura. Jednakże akurat w pracy polegającej na wychowywaniu dzieci rodzice mają do dyspozycji stosunkowo mało narzędzi. Istnieją najrozmaitsze rodzaje urządzeń do ochrony dzieci, opiekowania się nimi i transportowania ich: wózki spacerowe, foteliki samochodowe, hamaki, krzesła do karmienia, butelki, śliniaki, smoczki, pieluchy, kremy, a także specjalne torby do noszenia smoczków, pieluch i kremów. A jednak poza książkami i zabawkami edukacyjnymi rodzice nie dysponują żadnymi istotnymi instrumentami, które choć trochę ułatwiałyby im trudne zadanie wychowywania dzieci. Ekran, klawiatura, tablica i kreda są podstawowymi narzędziami pracy na przykład dla adwokata czy nauczyciela, ale w obu tych przypadkach najważniejszym wsparciem jest po prostu wiedza. Główne narzędzie pracy adwokata to kodeks karny oraz orzecznictwo sądów, a dla nauczyciela – wiedza z zakresu pedagogiki, psychologii i dojrzewania dziecka. Na podstawie własnego doświadczenia wiem, że istnieje pięć ważnych narzędzi, które mogą wesprzeć wszystkie matki i wszystkich ojców w skomplikowanych działaniach wychowawczych. Psycholodzy, pedagodzy i wychowawcy od wieków wykorzystują te instrumenty, a neurobiolodzy od dekad badają ich działanie. Zapewniam, że jeśli używa się tych narzędzi odpowiednio, wszystkie mogą dopomóc w zrównoważonym rozwoju mózgu. Nie wystarczy jednak mieć je w ręku, żeby umieć z nich korzystać. Nabranie wprawy w posługiwaniu się nimi wymaga czasu i praktyki, ale każdy potrafi je opanować, jeśli rozumie, kiedy powinno się do nich odwoływać, i zwraca uwagę na własne sukcesy i porażki.

Te pięć narzędzi szczególnie przydatnych w wychowaniu dzieci prezentuję po kolei w dalszych rozdziałach i uczę, jak je stosować. Nie są to jedyne instrumenty, jakimi dysponujemy. Być może zabawa i czułość są jeszcze ważniejsze. Ale uważam, że właśnie do tych narzędzi może się przydać krótka instrukcja obsługi, bo wielu rodziców gubi się w chwilach, gdy trzeba po nie sięgnąć.

Rozdział 7

Motywowanie zachowań u dzieci

„Nigdy nie zniechęcaj kogoś, kto dokonuje postępu,
choćby szło mu to bardzo wolno".
PLATON

Istota ludzka działa pod wpływem motywacji. Motywacje napędzają twojego szefa, twoich przyjaciół, a także ciebie. Tak samo jest w przypadku dziecka. Istnieją najróżniejsze motywacje, takie jak chęć zdobycia wiedzy, zarobienia pieniędzy, bycia atrakcyjnym dla innych, dobrej zabawy albo unikania jakiejś osoby... Wszystkie one dadzą się zwykle przypisać do którejś z trzech grup: nauka i rozwój, miłość i uznanie innych, ucieczka od dyskomfortu. Podobnie jak to jest u dorosłych, którzy poszukują sukcesu, satysfakcji, potęgi ekonomicznej albo miłości, chcąc jednocześnie uniknąć odrzucenia i krytyki, mózg dziecka również szuka w codziennym życiu zaspokojenia wewnętrznych potrzeb bezpieczeństwa, rozwoju i miłości. Kiedy dziecko się bawi, wypowiada swoje pierwsze słowa albo rysuje, jest motywowane przez pragnienie nauki i rozwoju. Kiedy objaśnia ci swój rysunek albo prosi, żeby się z nim bawić, szuka twojej miłości i uznania. A kiedy chowa się zawstydzone za twoją spódnicą, zabiera zabawkę jakiemuś dziecku, bo ma na nią chęć, albo wścieka się, kiedy nie może osiągnąć tego, czego pragnie – stara się uniknąć dyskomfortu.

Bardzo ważną częścią zadania stojącego przed rodzicami jest nauczenie dziecka, jak postępować zgodnie ze swoimi motywacjami bez wychodzenia poza ramy kultury, w której się żyje. Wiemy, że w każdej kulturze i w każdym domu mogą obowiązywać nieco inne normy. Lubię, kiedy moje dzieci po wejściu do mieszkania zdejmują buty i chodzą boso, ale w innych domach normą jest wkładanie kapci. Można powiedzieć, że reguł jest tyle, ilu rodziców, ale za przyswojenie sobie norm kulturowych i rodzinnych zawsze odpowiada ta sama część mózgu dziecka. Przyjęcie norm zaspokaja potrzebę pozostawania w harmonii z zasadami wyznaczonymi przez społeczeństwo i rodzinę, w której się żyje. Aby mózg zdołał skutecznie uporać się z tym zadaniem i umożliwił dziecku osiągnięcie celu – zgodność z „regułami gry" – muszą być spełnione dwa warunki. Po pierwsze, dziecko powinno otrzymać odpowiednią rekompensatę, kiedy zachowa się właściwie. I po drugie, normy muszą być czytelne, a granice określone, żeby dało się ich przestrzegać.

Trochę dalej porozmawiamy o tym, jak można zakreślać dziecku granice i uczyć ich przestrzegania. Na razie w tym rozdziale wyjaśnię, jak motywować dziecko w jego zachowaniach, tak aby mogło zaspokajać swe potrzeby i we właściwy sposób osiągać to, czego pragnie. Porozmawiamy więc o tym, jaki wpływ na dziecko mają dobre modele i jak działają na jego postępowanie rekompensaty. Zacznijmy od początku.

Ukazywanie dobrych modeli działania

Sporą część swoich zdolności intelektualnych i emocjonalnych dzieci realizują poprzez obserwowanie i naśladowanie. Jeśli masz więcej niż jedno dziecko, możesz przyjrzeć się niezliczonym wręcz sytuacjom, w których młodsze z rodzeństwa naśladuje starsze. A oboje z kolei naśladują ciebie – i w dobrym, i w złym. Ten rodzaj naśladownictwa jest najbardziej pierwotną formą nauki i rozwoju umysłowego. Młode zebry uciekają przed lwami po prostu dlatego, że robią to wszystkie inne zebry. Dokładnie na tej samej zasadzie u dzieci, które widziały przerażoną matkę krzyczącą na widok pająka, rodzi się lęk przed pająkami. W mózgu występują grupy neuronów, których zasadniczą funkcją jest nauka poprzez obserwację. Za każdym razem, kiedy dziecko widzi, jak tata wymawia jego imię, te komórki – nazywane neuronami lustrzanymi – zaczynają dostrzegać, że wargi i język ojca układają się w tej samej pozycji. Kiedy dziecko zauważa, że matka szanuje innych i jest w stanie reagować spokojem na pojawiające się problemy – albo wręcz przeciwnie: że traci opanowanie i traktuje inne osoby z pogardą – jego mózg potrafi wyobrazić sobie podobne zachowanie u siebie samego. Całkiem jak lustro odbijające to, co „widzi". Neurony lustrzane w mózgu dziecka wypróbowują w milczeniu wiele z zachowań jego rodziców i programują mózg, przygotowując go, by w podobnych sytuacjach powielał dokładnie takie same zachowania.

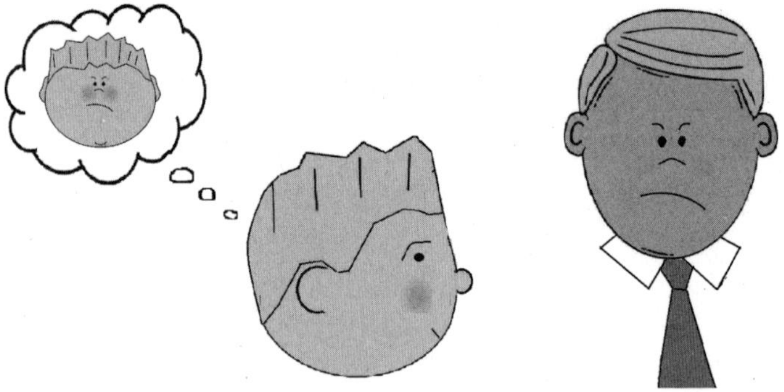

Kiedy dziecko widzi, że ojciec wpada w złość, jego mózg wyobraża sobie, że też się złości.

Tak więc pierwsza lekcja promowania właściwych zachowań polega na podsuwaniu dobrych modeli, które dziecko mogłoby naśladować. Nie na wiele zdadzą się nasze dobre chęci – choćby najszczersze – żeby dziecko wykształciło w sobie pozytywny styl myślenia, jeśli będzie ustawicznie słyszało od ojca czy matki negatywne komentarze. Jest prawie niemożliwe wszczepić dziecku szacunek dla innych, jeśli rodzice ciągle wszystkich krytykują – także siebie wzajemnie. Z trudem przekażemy dziecku siłę, by broniło się przed wykorzystywaniem, jeśli widzi ono, jak od czasu do czasu pozwalamy sobą pomiatać szefowi, siostrze albo współmałżonkowi. Jeśli jest dla ciebie ważne, żeby dziecko było szczere, zachowuj się szczerze wobec niego i wobec innych. Jeśli uważasz za istotne, żeby jadało ryby, nałóż sobie na talerz solidną porcję dorsza, a jeśli ważne jest dla ciebie, żeby cieszyło się i było szczęśliwe, zacznij od okazywania radości z powodu dużych i małych wydarzeń, które przynosi życie. W tym kontekście zachęcam cię do radowania się faktem rodzicielstwa, bo to ono daje okazję do obcowania ze swoją najlepszą częścią. Każdy ojciec, każda matka i każdy nauczyciel ponoszą odpowiedzialność za wychowywanie za pomocą własnego przykładu. Możesz więc wykorzystać tę okazję dla swojej korzyści. Pokaż dziecku, jak się zachowuje to twoje lepsze „ja", pokaż mu, jak bronisz własnych praw, jak osiągasz cele w pracy, w relacjach społecznych, jak poszukujesz szczęścia. Mogę cię zapewnić, że mózg dziecka będzie chłonął niczym gąbka wszystkie nauki płynące z przykładu, jaki mu dajesz.

Bycie lepszym człowiekiem nie oznacza, że masz się prezentować jako ktoś idealny, bo ani ty, ani twoje dziecko tacy nie jesteście. Nie bój się pokazywać prawdy o sobie. Moje dzieci widziały, jak się śmiałem, płakałem, wściekałem, prosiłem o przebaczenie, myliłem się i postępowałem słusznie. Starałem się niczego nie ukrywać i prezentować się takim, jaki jestem naprawdę. Niemniej jednak cały repertuar własnych zachowań próbowałem też wykorzystywać na swoją korzyść. Kiedy czułem się smutny, okazywałem dzieciom, że dobrze jest wyrażać emocje i prosić o pomoc. Kiedy się złościłem, starałem się robić to we właściwy sposób i pokazać dzieciom, że ich ojciec – tak jak każdy inny człowiek – ma prawo do złości. Ale też kiedy się cieszę albo doświadczam pozytywnych emocji, przekazuję je dzieciom. W kwestiach takich jak zdrowy styl życia starałem się samemu postępować odpowiednio, żeby być dobrym przykładem dla dzieci. Dwa tygodnie po narodzeniu się mojego pierwszego syna przestałem palić. Byłem zatwardziałym palaczem i nikt z mojego otoczenia nie sądził, że zdołam ten nałóg rzucić. A jednak – kiedy zastanowiłem się nad wpływem, jak mój własny wizerunek wywrze na moje dziecko – zdecydowałem się: nie chciałem, żeby syn miał wyryty w mózgu obraz palącego ojca. Zastanawiałem się nad tym przez cały dzień, po czym rzuciłem palenie za jednym zamachem, bez plastrów czy pastylek. Moją jedyną motywacją była chęć posłużenia dzieciom za dobry przykład.

„Twoje dziecko będzie na ciebie spoglądać
jako na model człowieka. Pokaż mu, jak zachowuje się
twoja najlepsza część".

Wzmacnianie pozytywnych zachowań

Gdyby przyszło mi wskazać jedno jedyne narzędzie, które może odegrać kluczową rolę w wychowaniu dziecka, nie miałbym żadnych wątpliwości: uważam, że najważniejsza jest zdolność wzmacniania pozytywnych zachowań dziecka. Mogę cię zapewnić, że jeśli umiesz nagradzać dziecko, jeśli wiesz, kiedy i jak powinno się przyznawać mu premie za zachowanie, twoja batalia o jego wychowanie jest już w 90% wygrana, a rozwój twoich dzieci będzie nieporównanie bardziej satysfakcjonujący i dla nich, i dla ciebie.

Wzmacniać znaczy nagradzać. Nagradzamy, kiedy dajemy dziecku coś cennego po tym, jak podejmie określone działanie. Nagrody mogą być różnego typu: poczynając od rzeczy materialnych, takich jak zabawka, aż do uśmiechu. Mówiąc najogólniej, nagrodą, którą ludzie cenią najbardziej, jest uznanie innych. Najciekawsze w tej sprawie nie jest to, co ty zrobisz ani co zrobi dziecko, ale to, co dzieje się w mózgu w chwili otrzymania nagrody. Za każdym razem, kiedy dziecko czuje się nagradzane, wysoko wyspecjalizowane neurony ulokowane w części mózgu odpowiedzialnej za motywacje wydzielają substancję zwaną dopaminą. Dzięki dopaminie mózg dziecka kojarzy niedawne zachowanie z uczuciem satysfakcji z otrzymanej nagrody. Mówiąc możliwie najprościej, uczucie satysfakcji powoduje wydzielanie dopaminy, a dzięki niej dochodzi do połączenia dwóch idei poprzez połączenie dwóch neuronów. Oto przykład, który pozwoli dobrze zrozumieć, o czym mówię. Jeśli pewnego dnia dziecko wiedzione ciekawością otworzy szufladę w kuchennej szafce i stwierdzi, że pełna jest czekoladowych ciasteczek, jego mózg niezwłocznie doświadczy uczucia silnego zadowolenia. To zadowolenie pozwoli wytworzyć skojarzenie między konkretnym zachowaniem – i myszkowaniem w ogóle – a doznaniem satysfakcji. Bardzo szybko utworzy się połączenie między neuronami związanymi z odczuwaniem głodu a tymi, które zapamiętały szufladę z ciasteczkami.

Ten prosty proces, który właśnie przedstawiłem, to podstawowy mechanizm uczenia się. Dzięki otrzymanej nagrodzie dziecko **nauczyło się**, że w szufladzie znajduje się mnóstwo czekoladowych ciasteczek, które mogą zaspokoić zapotrzebowanie jego organizmu na cukier. To bardzo uniwersalna

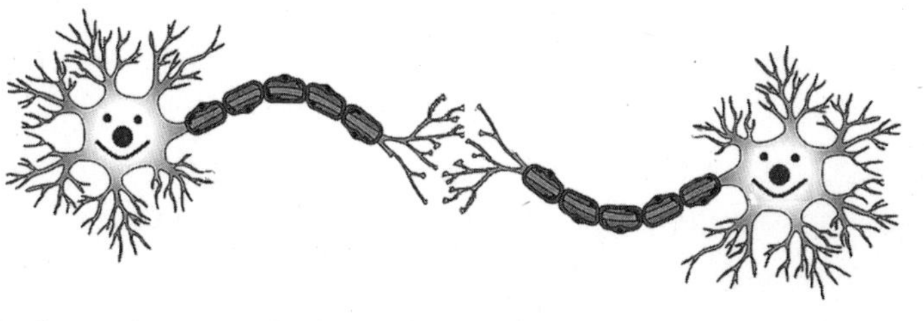

Kiedy otwieram szufladę z ciasteczkami, zaspokajam głód i czuję się dobrze.

idea, ponieważ każdy rodzic próbujący wychowywać dziecko, w gruncie rzeczy właśnie pragnie je uczyć, przyczyniając się do powstania w jego mózgu połączeń, które pozwolą mu na samodzielność, osiąganie własnych celów i poczucie szczęścia. Dziecko będzie się uczyć na podstawie zwyczajów, sposobów myślenia, zasad, wartości i wiedzy rodziców. Jeśli uda ci się wytworzyć u dziecka skojarzenie między działaniami, które według ciebie są dla niego korzystne, i satysfakcjonującą nagrodą czy poczuciem docenienia, przyczynisz się do tego, by w jego zachowaniu pojawiła się właściwa motywacja.

Zastosowania tej fundamentalnej zasady, którą właśnie przedstawiłem, są niemal nieskończone: od pomagania dziecku, by zapomniało o używaniu pieluch, aż do zapobiegania niepożądanym zachowaniom, wyrabiania zamiłowania do lektur, przyzwyczajania do pozytywnego myślenia czy radzenia sobie z podstawowymi zadaniami, takimi jak ubieranie się i jedzenie. Kiedy nauczysz się odpowiednio wzmacniać zachowania dziecka, przekonasz się, że znacznie mniej będzie w nim złości i niezadowolenia, bo jego mózg będzie już wiedział, co jest w danej sytuacji właściwe, a co nie.

Idźmy więc dalej.

Jak wzmacniać

Istnieje wiele sposobów wzmacniania. Niektóre są skuteczne, inne nieskuteczne, a jeszcze inne wywołują skutek przeciwny do zamierzonego. Kiedy nagradza się dziecko, należy to robić w sposób proporcjonalny. Dla dziecięcego mózgu nie ma żadnego sensu w tym, że zgaszenie telewizora na prośbę rodzica zostaje nagrodzone figurką ze Star Wars, podczas gdy wejście bez protestów do wanny zasługuje jedynie na „bardzo ładnie". Wiemy też, że najskuteczniejsze są nagrody, które współgrają z zachowaniem: jeśli dziecko wchodzi do wanny, kiedy je o to prosimy, najlepszym wzmocnieniem będzie przygotowanie kąpieli z bujną pianą albo wykąpanie się razem z nim; jeśli zaś wyłącza telewizor, skuteczne wzmocnienie może polegać na podjęciu jakiejś zabawy, na przykład walki na poduszki.

Charakter wzmocnień czy nagród, na które się decydujemy, też jest bardzo ważny. Niektóre bowiem są mało skuteczne, a nawet kontrproduktywne. Inne zaś przynoszą dziecku większą satysfakcję i przez to działają skuteczniej. Mówiąc ogólnie – choć mogłoby się wydawać, że jest odwrotnie – wzmocnienia materialne są mniej satysfakcjonujące i przez to mniej efektywne niż wzmocnienia emocjonalne. W tym sensie figurki ze Star Wars odnoszą słabszy skutek niż walka na poduszki, choć – powtórzę – mogłoby się wydawać inaczej. Powody są dwa: po pierwsze, w mózgu łatwiej tworzą się połączenia między grupami neuronów położonych blisko, czyli łatwiej skojarzyć społecznie odpowiednie zachowanie (wyłączenie telewizora) z aktywnością społeczną (bitwa na poduszki) niż z obiektem materialnym (figurka ze Star Wars). I po drugie, zabawa z dorosłym wywołuje inną reakcję emocjonalną niż figurka. Zabawa z dorosłym jest skuteczniejszym sposobem pobudzenia neuronów produkujących dopaminę i przez to stanowi silniejsze wzmocnienie właściwego zachowania. Jak widać na poniższym schemacie, w drugim przypadku liczba nowych połączeń tworzących się między neuronami jest większa niż w pierwszym.

Nagroda materialna

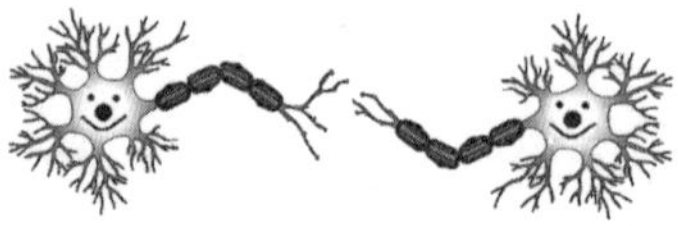

Kiedy jestem posłuszny → dostaję coś, co lubię.

Wzmocnienie emocjonalne lub społeczne

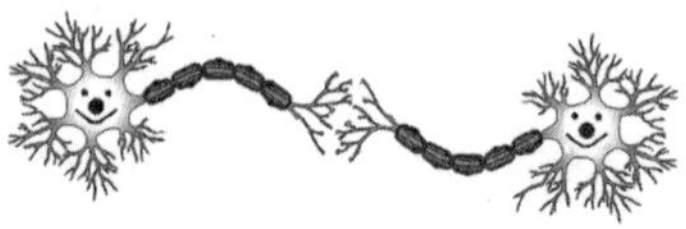

Kiedy jestem posłuszny → odczuwam satysfakcję.

Ze stosowaniem nagród materialnych wiąże się też jeszcze inne niebezpieczeństwo niż brak skuteczności. Za każdym razem, kiedy wzmacniasz jakieś zachowanie dziecka, przekazujesz mu pewne przesłanie dotyczące wartości. Kiedy dziecko jest posłuszne albo pomocne, a ty w nagrodę bawisz się z nim albo mu dziękujesz, pomagasz mu zrozumieć sens współpracy z innymi i uczysz je, że taka współpraca jest ważną wartością. Jeśli zaś w nagrodę za dobre zachowanie kupujesz mu zabawkę, sugerujesz mu, że czymś naprawdę cennym w życiu jest posiadanie rzeczy; kiedy dorośnie, będzie musiało otaczać się mnóstwem rzeczy, żeby poczuć się usatysfakcjonowane i odpowiednio nagrodzone. Jeżeli nie masz całkowitej pewności, że twoje dziecko będzie w przyszłości milionerem i zdoła w każdej chwili zaspokoić swój dowolny kaprys, który pozwoli mu poczuć się osobą szczególną i ważną, nie da się wykluczyć, że za pomocą materialnych nagród programujesz je tak, aby w wieku dorosłym czuło się człowiekiem mało wartym i nieszczęśliwym. Nawet jeśli masz pewność, że twój potomek będzie kiedyś opływać we wszelkie dostatki, stosowanie materialnych nagród i tak pozostaje złą strategią, ponieważ dziecko wolniej – i mniej dogłębnie – będzie się uczyć, jaką wartość mają czułość i wzajemna pomoc. Z mojego punktu widzenia nie ulega żadnych wątpliwości, że im mniej materialnych nagród, tym lepiej.

Coś podobnego ma miejsce w sferze jedzenia. Jeśli uczysz dziecko, że za każdym razem, kiedy zachowa się właściwie, będzie się mogło cieszyć jakimś smakołykiem – na przykład czymś słodkim albo torebką frytek – oddajesz mu niedźwiedzią przysługę. Słodycze i produkty bogate w tłuszcze mogą bowiem wywołać nagły wzrost poziomu cukru we krwi, co dla mózgu dziecka jest sygnałem bardzo przyjemnym. Procesy chemiczne sprawią, że nic nie będzie w stanie rywalizować z przyjemnością, jaką daje skok poziomu cukru pod wpływem czekoladki. Bardzo prawdopodobne, że kiedy dziecko podrośnie i będzie chciało poprawić sobie nastrój, jego mózg będzie się domagał słodyczy albo innych pokarmów, które zdołają zaspokoić wywołane przez rodziców uzależnienie od cukru. Jeśli nie chcesz, żeby jedzenie stało się dla dziecka sposobem na dobre samopoczucie, sugerowałbym, żeby nie stosować pokarmów w charakterze nagród. Co prawda w niektórych sytuacjach środkiem wzmacniającym pożądane zachowania mogą być działania, które wiążą się z jedzeniem słodyczy. Na przykład jeśli latem chcemy nagrodzić dziecko za właściwe zachowanie, możemy zorganizować spacer do lodziarni: w tym przypadku przechadzka z tatą czy mamą jest równie ważna jak same lody.

Niemniej jednak jako regułę chciałbym sformułować zalecenie, żeby stymulować dziecko nagrodami o charakterze społecznym. To oznacza, że możesz mu dziękować, gratulować, przyznawać jakieś drobne przywileje (na przykład że pomoże ci wynieść śmieci) albo podarować mu swój czas, siadając na podłodze i towarzysząc w jego ulubionej zabawie. Poniżej zamieszczam listę nagród podzielonych na skuteczne i nieskuteczne.

Skuteczne nagrody	Mało skuteczne nagrody
• Spędzanie czasu z dzieckiem na wybranej przez nie zabawie. • Powierzenie dziecku odpowiedzialnej czynności (np. niesienia kluczy). • Przywilej (np. wybór potraw na kolację). • Pochwała. • Gratulacje. • Podziękowania.	• Zabawki i inne nagrody materialne. • Jedzenie. • Wskazanie, że dziecko postąpiło dobrze, ale mogłoby jeszcze lepiej. • Chwalenie w obecności innych i zawstydzenie dziecka.

Kiedy wybiera się rodzaj nagrody, bardzo ważne jest, żeby brać pod uwagę gusta i upodobania dziecka. Niektóre dzieci lubią pomagać rodzicom przy gotowaniu, inne wolą pomóc przy myciu samochodu. Dla jednych najlepszym wzmocnieniem będzie malowanie razem z mamą, dla innych – wspólne przeczytanie ciekawej bajki.

Tak czy owak, warto zapamiętać, że nagroda nie ma być motorem napędzającym dziecko, ale miłą konsekwencją, która ma mu pomóc w powtarzaniu i spontanicznym podejmowaniu pożądanych zachowań. Nie na wiele się zda, jeśli dziecko w zamian za posprzątanie talerzy ze stołu otrzyma możliwość wspólnej z mamą zabawy kolorowanką, bo nie zrozumie dzięki temu, jak ważne jest wypełnianie swoich obowiązków, a jedynie dowie się, że bywa to użyteczne. W tym kontekście ważne jest, żeby pamiętać o wzmacnianiu zachowań dziecka po tym, jak zrobi ono coś wartościowego („Tak ładnie posprzątałeś ze stołu, że dziś wieczorem przeczytamy dwie bajki"), a nie traktować wzmocnień jako monety na wymianę („Jeśli posprzątasz ze stołu, przeczytamy dwie bajki"). Choć różnica może się wydawać subtelna, dla dziecięcego mózgu odgrywa ona ogromnie ważną rolę, bo te dwa rodzaje wzmocnień uczą dwóch odrębnych rzeczy. Co więcej, w pierwszym przypadku dziecko otrzymuje zaufanie i satysfakcję. W drugim zaś odczuje, że rodzice mu nie ufają i traktują mniej więcej jak osła, który potrzebuje marchewki, żeby się odpowiednio zachowywać.

„Jak ładnie posprzątałeś ze stołu! Przeczytamy dwie bajki!"

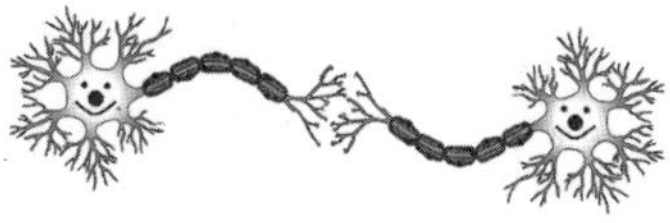

Kiedy spełniam swój obowiązek, czuję się dobrze.

„Jeśli ładnie posprzątasz ze stołu, przeczytamy dwie bajki".

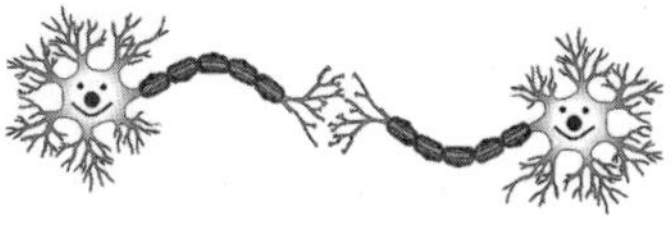

Kiedy mam obiecaną nagrodę, spełniam swój obowiązek.

Kiedy wzmacniać?

1. **Kiedykolwiek jest to potrzebne.** Przede wszystkim trzeba wiedzieć, że wzmocnienie jest czymś, co w sposób naturalny pojawia się w życiu. Kiedy dziecko zajmuje się badaniem świata i napotyka coś interesującego, doświadcza zadowolenia. Kiedy mówi coś do swego kilkumiesięcznego braciszka i ten na nie patrzy, dziecko również odczuwa zadowolenie. Podobnie maluch, który spotyka się ze zrozumieniem starszej siostry, także doświadcza

przyjemności kontaktu z inną istotą ludzką. Nie ma potrzeby nagradzać i premiować wszystkiego, co nasze dziecko robi, bo słowa uznania mogą utracić swą wartość, jeśli nazbyt często się je powtarza. Ideałem jest nagradzanie wówczas, gdy zaobserwujemy postęp albo nowe pożądane zachowanie – np. jakiś nowy wysiłek bądź próbę koncentracji – albo kiedy dziecko naprawia swój błąd lub chce się podzielić swoim zadowoleniem.

2. **Natychmiast.** Wiemy, że im mniej czasu upłynie między nagrodą a pożądanym zachowaniem, tym skuteczniejsze będzie wzmocnienie. Mózg reaguje w ułamku sekundy i dlatego – aby skojarzył jedno zachowanie z drugim, na przykład uporządkowanie zabawek z przyjemnym doświadczeniem albo podziękowaniami mamy – oba zdarzenia powinny następować szybko po sobie.
3. **Po trochu.** Czasami niełatwo nagrodzić jakieś zachowanie natychmiast, bo niektóre uczynki i postępki wymagają znacznych premii. Przypuśćmy, że wyznaczonym przez ciebie celem było odkładanie przez dziecko w ciągu całego tygodnia zabrudzonych ubrań do pojemnika na brudną bieliznę. Dla małego dziecka może to być trudne zadanie, ale oczywiście możemy mu pomóc w osiągnięciu zadowolenia, stawiając na tablicy specjalny znak albo umieszczając obok kosza na brudy rysunek uśmiechniętej buźki, ilekroć dziecko spełni nasze oczekiwania. W ten sposób nie tylko pozwalamy, aby odczuło radość nagrody za każdym razem, gdy

zachowa się odpowiednio, ale pomagamy mu też doczekać do końcowej gratyfikacji przez podzielenie jej na mniejsze, szybciej osiągalne porcje. Jest to dla mózgu naprawdę trudna umiejętność, ale to właśnie ona odróżnia osoby zdolne do realizowania własnych celów od tych, które są tej zdolności pozbawione. Pomoc w podzieleniu zadań długofalowych na cząstkowe porcje satysfakcji to strategia, która pomoże dziecku wykształcić tę umiejętność.

4. **Wtedy, gdy dziecko robi postęp.** Chyba najczęściej popełnianym przez rodziców błędem wychowawczym jest nieumiejętność nagradzania postępów dziecka. Jako rodzice często stajemy wobec sytuacji, które nam się nie podobają. Chłopiec, który bije swojego brata, dziecko, które gryzie kolegów w klasie, albo takie, które po prostu nie chce się ubrać, kiedy je o to prosimy... W tym miejscu udzielę ci rady wartej wagi twojego dziecka w złocie: nie czekaj, aż zachowanie córki czy syna będzie właściwe. Nagradzaj dziecko, kiedy zachowuje się troszkę lepiej – albo choćby troszkę mniej źle – niż poprzedniego dnia.

Od piętnastu lat pracuję z pacjentami, którzy mają poważne lub bardzo poważne problemy z zachowaniem, i zapewniam, że we wszystkich przypadkach receptą na to, by dzieci zaczęły się zachowywać właściwie, jest docenianie drobnych postępów i skupianie się na nich. Oczywiście byłoby wspaniale, gdyby ktoś potrafił zmienić się z dnia na dzień. Gdyby dało się dwuletniemu dziecku powiedzieć na przykład: „Kuba, chciałbym, abyś już nie gryzł innych dzieci" i gdyby Kuba natychmiast zmienił swoje zwyczaje. Wiemy jednak, że mózg tak nie funkcjonuje. Mózg zmienia się stopniowo, korzystając z powtórzeń i kolejnych przybliżeń. W tym kontekście tłumaczę zwykle rodzicom, że spowodowanie zmian w mózgu jest jak wydeptywanie nowej ścieżki przez łąkę. Aby dziecko przyzwyczaiło się do chodzenia nową drogą, po pierwsze, musi najpierw odważyć się postawić stopę poza starą ścieżką. Po drugie, musi pójść dalej w kierunku, który mu wskażemy. Po trzecie, musi nową ścieżkę przemierzyć wiele razy – zajmie mu to dni i tygodnie – żeby trawa się ubiła i żeby pozostało wygodne przejście. I po czwarte, trzeba ufać, że starą drogę znów porośnie trawa i zniknie pokusa używania jej. I dlatego nie ma lepszego sposobu motywowania dziecka niż wzmacnianie go za każdym razem, kiedy stawia stopę na ścieżce, na której chcemy go widzieć.

Wzmocnienia-pułapki

Zajmiemy się teraz wszelkimi premiami, nagrodami i wzmocnieniami, w których ukryta jest jakaś pułapka sprawiająca, że przynoszą one efekt przeciwny do zamierzonego.

1. **Wzmocnienia, po których pozostaje brak satysfakcji.** Kiedy wykorzystujemy pozytywną sytuację, żeby okazać niezadowolenie lub prosić dziecko o więcej, jego mózg – zamiast odczuć satysfakcję,

która zadziałałaby jako wzmocnienie – doświadczy rozczarowania. Gdy na przykład mama Anety mówi: „Wszystko ładnie sprzątnęłaś, ale musiałam cię o to prosić aż trzy razy", dziewczynka odbierze to jako zarzut pod jej adresem i nauczy się, że nie warto się wysilać.

2. **Wzmocnienia, które wyrażają gorycz albo wywołują poczucie winy.** Jeśli twoje dziecko zachowuje się właściwie w porze ubierania się, a ty skomentujesz ten fakt słowami: „Bardzo dobrze, Rysiu, dziś się ładnie ubrałeś, nie tak jak wczoraj i przedwczoraj", mózg dziecka natychmiast poczuje gorycz pretensji i wzmocnienie straci wszelką użyteczność.
3. **Wzmocnienia, w których zawarte jest zobowiązanie.** Kiedy mówimy dziecku: „Świetnie, Alicjo, mam nadzieję, że od dziś już zawsze będziesz tak robiła", mózg natychmiast wykryje, że oprócz nagrody słowa te niosą ze sobą też pewne wymaganie. Zamiast satysfakcji dziecko poczuje zniechęcenie.

Poniższy rysunek pokazuje, co dzieje się w mózgu dziecka, kiedy spotyka się ono ze wzmocnieniem-pułapką.

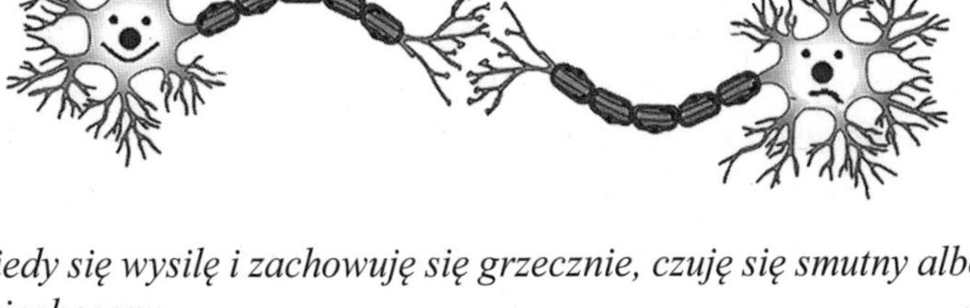

Kiedy się wysilę i zachowuję się grzecznie, czuję się smutny albo zniechęcony.

Zamiast mówić...

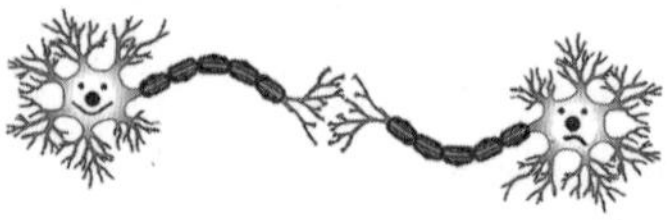

„Bardzo dobrze to zrobiłaś, ale mogłabyś lepiej”.
„Świetnie, ubrałeś się samodzielnie. Nie tak jak wczoraj”.
„Alicjo, bardzo dobrze się zachowałaś, mam nadzieję, że zawsze tak będzie”.

Spróbuj powiedzieć...

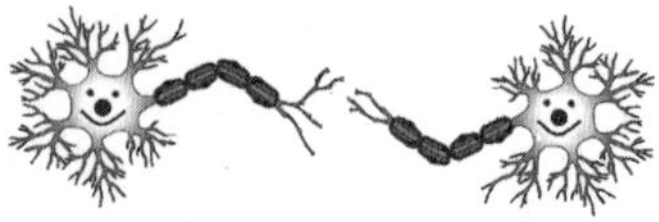

„Genialnie to zrobiłaś!”.
„Wspaniale się ubrałeś, mój panie!”.
„Alicjo, jesteś mistrzynią!”.

Bezpośredni efekt wzmocnienia-pułapki jest taki, że dziecko czuje się smutne lub zniechęcone. Krótkoterminowo wzmocnienie będzie pozbawione jakiejkolwiek skuteczności, bo mózg dziecka nie doświadczy żadnej satysfakcji i dlatego nauka właściwego zachowania potrwa dłużej. Długoterminowo zaś – o ile będziemy powtarzać takie wzmocnienia-pułapki – dziecko będzie się oddalać emocjonalnie od taty lub mamy: takie zatrute strzały zwiększają bowiem uczuciowy dystans między dzieckiem a rodzicami.

Zapamiętaj

Jedną z najważniejszych umiejętności rodziców odnoszących sukcesy w roli wychowawców jest częste stosowanie wzmocnień dla nagrodzenia właściwych zachowań dziecka bądź zmotywowania go do takich zachowań. Wzmacniaj dziecko swoim uznaniem, poświęconym mu czasem i czułością; odłóż na bok nagrody materialne i smakołyki. Unikaj oferowania dziecku nagród czy premii jako ceny za określone zachowania. Przeciwnie: pomagaj mu odczuwać satysfakcję za każdym razem, kiedy robi to, o co je prosisz, albo zachowuje się właściwie. Zwracaj baczną uwagę na drobne zmiany, na to, że dziecko robi coś lepiej niż poprzednio, zawsze doceniaj jego postępy i intencje bardziej niż końcowy rezultat.

Rozdział 8

Co zamiast kary?

„Pomóż innym realizować ich marzenia,
a wtedy i ty zrealizujesz swoje".
LES BROWN

Wyobraź sobie, że mózg twojego dziecka jest jak staroświecki pociąg z dwoma parowozami – po jednym na każdym końcu. Pierwszy z nich kieruje się w stronę pozytywnego, pożądanego zachowania, które pozwoli dziecku realizować stawiane sobie w życiu zadania. Drugi natomiast ciągnie dziecko w stronę zachowań negatywnych, szkodliwych, które będą przyczyną trudności i cierpień w jego życiu. A teraz pomyśl, że każdy komentarz, który wypowiadasz do swojego dziecka, jest jak drewniane polano. Do którego z dwóch palenisk chciałbyś je wrzucić? Do tego, które zasila w parę lokomotywę ciągnącą w stronę zadowolenia, czy do tego drugiego, zasilającego lokomotywę skierowaną ku brakowi satysfakcji? Nazbyt często sfrustrowani rodzice koncentrują całą swą uwagę na negatywnych zachowaniach dzieci. Dzieje się tak również w szkole. Niektórzy nauczyciele, rozczarowani brakiem współpracy ze strony dzieci, zaczynają zwracać uwagę na ich negatywne zachowania. Kiedy skupiamy się na rzeczach negatywnych, to tak, jakbyśmy wrzucali nasze polana do kotła wytwarzającego parę w lokomotywie skierowanej ku trudnościom. Może ci się wydawać, że twoim obowiązkiem jest zwracać uwagę i koncentrować się na negatywnych zachowaniach dziecka, bo przecież chcesz je ich oduczyć. Jednakże w wielu przypadkach osiąga się w ten sposób jedynie wzmocnienie niewłaściwego postępowania. Jak już wykazywałem w poprzednim podrozdziale, najlepszą strategią motywowania pozytywnych zachowań u dziecka jest skoncentrowanie się właśnie na nich. Jak więc możemy korygować działania niewłaściwe, żeby móc się skupiać na właściwych? Szukając innych instrumentów niż kary.

Bo kary nie działają

Karanie dziecka, czy to przez odebranie mu prawa do przejażdżki rowerowej, czy to mówienie mu, że jest bojaźliwe lub rozkapryszone, pociąga za sobą trojakiego rodzaju negatywne konsekwencje, których każdy rodzic i wychowawca powinien unikać. Po pierwsze, uczymy w ten sposób dziecko, że w stosunkach z innymi kara jest pełnoprawną formą relacji międzyludzkich. Jaką korzyść przyniesie twojemu synowi lub córce – albo reszcie świata – przekonanie dziecka, że jest rozkapryszone? Co da dziecku lub światu odebranie maluchowi prawa do jazdy na rowerze? Z całą pewnością nie da nic. Najprawdopodobniej dziecko nauczy się tylko, że kiedy człowiek czuje się sfrustrowany, może zwrócić się przeciwko innym, a kiedy już ci inni też poczują się źle, część własnej krzywdy zostaje naprawiona. Nie wiem, jak ty oceniasz te założenia, ale bez wątpienia są one dość odległe od wartości, które ja chciałbym przekazać swoim dzieciom. Drugim negatywnym rezultatem stosowania kar jest pojawiające się za ich sprawą poczucie winy. Normalnie finał procesu wymierzania kary następuje wtedy, kiedy dziecko zaczyna płakać albo zaczyna czuć się źle. Zwykle w takiej właśnie chwili – gdy dziecko płacze albo, przełykając swoją godność, prosi o przebaczenie – mama albo tata zawieszają karę. W ten sposób dziecko szybko uczy się, że kiedy jest mu smutno z powodu czegoś, czego nie powinno było zrobić, rodzice mu wybaczają i na powrót je kochają. Ten mechanizm – tak prosty i okropny – jest źródłem poczucia winy, które rodzi się w dziecku, a potem towarzyszy niektórym także i w dorosłym życiu. Jakby tego jeszcze było mało, kara nie jest w stanie oduczyć dziecka tego, czego nauczyło się, postępując źle. A więc dziecko, któremu zdarza się bić kolegów, nie przestaje czuć satysfakcji z powodu zadanych ciosów. Dlatego znacznie skuteczniejsze są środki, które zapobiegają pojawieniu się niewłaściwych zachowań. Jak zobaczymy dalej, u dziecka, które zostało ukarane za to, że nie zachowało się dobrze, mogą wytworzyć się zdecydowanie niekorzystne skojarzenia.

I na koniec najbardziej szkodliwa – z mojego punktu widzenia – konsekwencja kary, polegająca na tym, czego dziecko uczy się przy tej okazji na swój własny temat. Kiedy wymierzamy karę za nieposłuszeństwo albo mówimy dziecku, że jest niegrzeczne, jego mózg wykorzystuje te informacje do wytworzenia pewnej „samowiedzy". Za każdym razem,

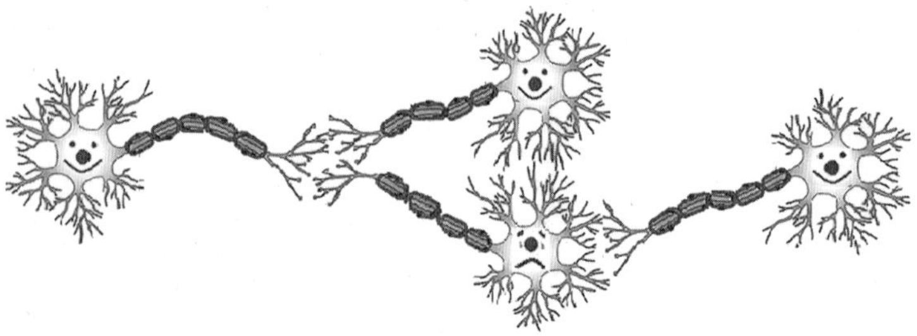

kiedy wypowiadamy pod adresem dziecka jakiekolwiek zdanie zaczynające się od słowa „jesteś", jego mózg gromadzi otrzymywane dane w obszarze zwanym hipokampem, który odpowiada za magazynowanie wszystkich zapamiętywanych informacji o świecie i o samym sobie; informacje te pozwalają na podejmowanie decyzji. Jeśli dziecko wie, że zadowolony pies macha ogonem, zdecyduje się pogłaskać zwierzę, u którego zauważy taki właśnie objaw. Jeżeli wie, że latem jada się lody, pewnego gorącego dnia poprosi o nie mamę, żeby móc się rozkoszować ich chłodem. I podobnie, jeśli dziecko uważa się za osobę odważną albo posłuszną, zachowa się zgodnie z tym wyobrażeniem; jeśli zaś utkwiły w jego pamięci przekazy od rodziców lub nauczycieli z informacjami, że jest nieposłuszne, również zachowa się zgodnie z tą wiedzą. Dziecko uważające się za niegrzeczne, kapryśne, egoistyczne lub próżne nie ma innego wyjścia, jak postępować w życiu zgodnie z określoną wiedzą na swój własny temat. I dlatego niewiele rzeczy jest w stanie wyrządzić samowiedzy i możliwościom dziecka taką krzywdę, jak wszystkie wyryte w pamięci negatywne przekazy na jego temat.

Hipokamp

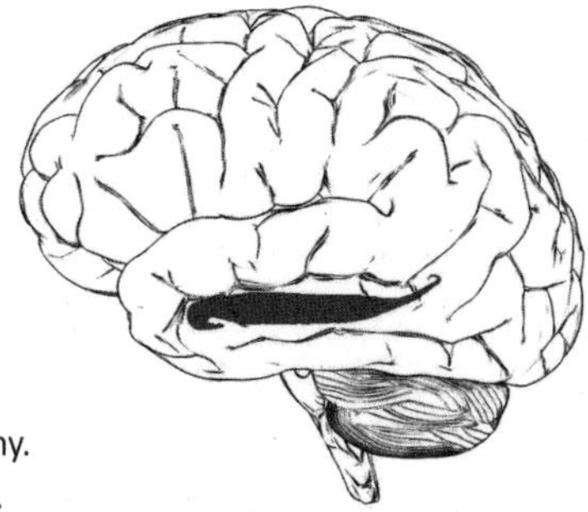

Wiedza o świecie
- Moja nauczycielka ma na imię Sonia.
- Latem jemy lody.
- Zadowolone psy machają ogonami.

Wiedza o sobie
- Jestem tchórzem.
- Jestem kapryśny.
- Jestem egoistą.
- Jestem odważny.
- Umiem czekać.
- Umiem się dzielić.

Kary-pułapki

Inny powód, dla którego kary mogą nie być skuteczne, wiąże się z występowaniem czegoś, co nazywam karą-pułapką. Chodzi tu o takie zachowanie – na przykład zwrócenie dziecku uwagi, zezłoszczenie się na nie albo nałożenie jakiejś klasycznej kary – które zamiast zniechęcać dziecko do pewnych postępków, jeszcze bardziej je do nich zachęca. Z karami-pułapkami mamy do czynienia wtedy, gdy dziecko, któremu rodzice nie poświęcają zwykle dostatecznej uwagi (spędzają z nim za mało czasu, nie umieją wzmacniać jego pozytywnych zachowań), uczy się, że może skupić na sobie zainteresowanie rodziców, robiąc niewłaściwe rzeczy. Na przykład Hugo może się nauczyć, że zawsze, kiedy bije młodszego brata, mama na niego krzyczy. Dla dziecka, które czuje się osamotnione, strofowanie jest czymś dużo lepszym niż zwykły stan „niewidzialności". Dlatego Hugo będzie częściej bił braciszka. W takim przypadku matka postąpiłaby właściwie, gdyby przyjęła inną strategię. Na przykład mogłaby pogratulować Hugonowi, gdyby ten przez jakiś czas zostawił brata w spokoju. Mogłaby też codziennie spędzać trochę czasu ze starszym synem po położeniu małego spać. Jest oczywiste, że mama nie może pozwolić na to, żeby jej dziecko biło młodsze rodzeństwo, ale zamiast ustawicznie sygnalizować wydarzenia negatywne, mogłaby wybrać nagradzanie zachowań pozytywnych. W ten sposób każdy ojciec i każda matka mogliby uniknąć kar-pułapek i skupić się na drugiej stronie medalu: na rzeczach pozytywnych, a nie negatywnych.

Kara-pułapka

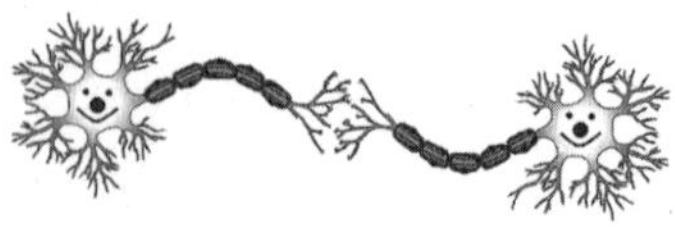

Kiedy źle się zachowuję →
zwracają na mnie uwagę.

Wzmacnianie pozytywne

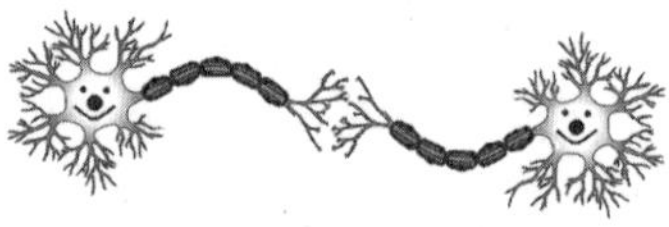

Kiedy dobrze się zachowuję →
zwracają na mnie uwagę.

Jak widać, istnieje wiele przyczyn, dla których karanie jest strategią błędną i mało wyrafinowanym narzędziem wychowania dzieci. Czasami kary osiągają cel, ale zawsze niosą też ze sobą negatywne konsekwencje. Nie chcę przez to powiedzieć, że powinniśmy pozwolić dziecku robić wszystko, na co ma ochotę. Prawdopodobnie ukaranie dziecka, które kogoś uderzyło, jest lepszym rozwiązaniem niż niezrobienie niczego. Chcę tylko podkreślić, że istnieją inne, mniej szkodliwe i skuteczniejsze strategie niż kary. W dalszej części piszę o tym, że jest wiele alternatyw dla karania. Inne mechanizmy pozwalają korygować postępowanie dziecka w sposób znacznie bardziej konstruktywny i pozytywny niż kary.

Pomóż dziecku osiągnąć cel

Celem stosowania kar najczęściej jest nauczenie dziecka, jakie powinny być jego cele i jak ma je osiągnąć. Wyobraź sobie, że jesteś kardiologiem i w trakcie rutynowego badania stwierdzasz, że twoja najlepsza przyjaciółka cierpi na kardiopatię. Jeśli nie zacznie ćwiczyć i nie zmieni diety, czeka ją zawał i związane z nim negatywne konsekwencje dla jej stanu zdrowia. Co w tej sytuacji zrobisz? Zaczekasz, aż przyjaciółce przydarzy się zawał, i dopiero wtedy skrytykujesz jej zwyczaje żywieniowe oraz brak ruchu czy też porozmawiasz z nią i pomożesz jej zrzucić kilka kilogramów oraz odżywiać się bardziej zdrowo? Jeśli rzeczywiście dobrze jej życzysz, nie masz chyba w tej sprawie żadnych wątpliwości. Pomożesz przyjaciółce, żeby wszelkimi możliwymi sposobami uchroniła się przed chorobą. Dobry ojciec czy dobra matka są jeszcze bardziej zmotywowani niż przyjaciele, aby ustrzec dziecko przed kryzysem, i pomagają mu realizować jego zadania i osiągać satysfakcję. Jeśli wiesz, że twój syn Szymek ma zwyczaj gryźć swoją siostrę, kiedy czuje się sfrustrowany, nie czekaj na bójkę między nimi, tylko pomóż mu, żeby nie dokuczał siostrze. Usiądź przy nim, kiedy zauważysz objawy zdenerwowania, i pomóż mu się opanować. Jeśli Stefan nie przychodzi, kiedy woła go tata, ten ostatni może nadal uparcie go wzywać, denerwując się za każdym razem coraz bardziej, albo wybrać inne rozwiązanie: pójść do Stefana, wziąć go łagodnie za rękę i przyprowadzić w miejsce, w którym chciał go widzieć. Pierwsza metoda doprowadzi z pewnością do obopólnego braku satysfakcji.

Jednakże z niewielką pomocą ze strony ojca obaj poczują się lepiej i znajdą na swoich miejscach: ojciec zachowa kontrolę nad sytuacją, a Stefan wyląduje tam, gdzie zapraszał go ojciec. I podobnie w przypadku małej Róży: jeśli jedzenie zajmuje jej strasznie dużo czasu, możemy albo się na nią wściekać, albo pomóc jej trochę, żeby uporała się z jedzeniem szybciej: pokroić jej mięso na mniejsze kawałeczki, karmić ją przez chwilę albo nawet darować jej trochę jedzenia, jeśli choćby częściowo poradzi sobie z zadaniem.

Jest jeszcze inna zaleta udzielania dziecku pomocy w unikaniu błędów: taka postawa sprzyja temu, co nazywa się „nauką bez pomyłek". Technika ta, stworzona z myślą o pomocy w nauce osobom mającym problemy z pamięcią, opiera się na następującym założeniu: każdy człowiek uczy się szybciej, jeśli od początku dobrze mu idzie. Jeśli więc pomagasz dziecku rozwiązywać prawidłowo problemy w sytuacjach, w których bez ciebie byłoby zapewne skazane na porażki, wspierasz je w szybszej nauce.

Ustanawianie norm

W prawdziwym życiu w każdym działaniu musimy przestrzegać jakichś norm. Jeśli spóźnimy się na rozmowę o pracę, prawdopodobnie wywrzemy złe wrażenie i nie zostaniemy zatrudnieni. Jeśli prowadzimy auto, przekraczając dozwoloną prędkość, narażamy się na mandat, a jeśli włożymy bardzo dużo wysiłku w przygotowanie potraw, posiłek prawdopodobnie będzie przepyszny. Wielu rodzicom, którzy próbują myśleć o ustanawianiu norm dla dzieci, natychmiast przychodzą na myśl kary. Zwykle jednak nie trzeba się do nich odwoływać, ponieważ życie oferuje dostatecznie wiele innych, naturalnych działań, które pomogą dziecku zrozumieć, jakie zachowania przyniosą mu najlepsze rezultaty. A zatem przed rodzicami staje proste zadanie pokazania dziecku, jakie będą następstwa przestrzegania podstawowych norm. Wyobraźmy sobie, że w domu Marcina często dochodzi do sporów i awantur, bo chłopiec zawsze zostawia swoje zabawki w stanie kompletnego chaosu. Rodzice mogą ustanowić następującą normę: Marcin nie może wyciągnąć nowej zabawki, dopóki nie odłoży na miejsce poprzedniej, którą już przestał się bawić. Nie ma tu mowy o karaniu chłopca zakazem zabawy: Marcin może skakać, robić fikołki albo naśladować amazońskiego krokodyla, ale nie wolno mu wyjąć kolejnej zabawki, póki nie schowa używanej poprzednio. Pamiętam, że kilka miesięcy temu byliśmy z żoną zdesperowani, ponieważ jeden z naszych synów jadł kolację tak wolno, że potrafił spędzić półtorej godziny nad talerzem warzyw, naleśnikiem i szklanką mleka. W porze, kiedy mały był wreszcie gotów, żeby pójść spać, my też chcieliśmy się już tylko położyć. Nie jest nieposłuszny ani też nie należy do niejadków; po prostu lubi się nie spieszyć i bawi go wyobrażanie sobie różnych sytuacji i nieustanne mówienie o nich. Próbowaliśmy go dopingować, żeby kończył kolację w rozsądnym czasie, ale wszystkie nasze wysiłki były daremne. Trwało to kilka miesięcy, w czasie których staraliśmy się wymyślić, jak mu pomóc. Wreszcie pewnego dnia uświadomiliśmy sobie, że jeśli mały ceni sobie cokolwiek bardziej niż rozmowę przy kolacji, to jest to chwila czytania bajek przed snem. Gdybyśmy wierzyli w kary, powiedzielibyśmy mu tak: „Jeśli nie skończysz kolacji o określonej godzinie, nie będzie czytania bajek". Ale zamiast tego ustanowiliśmy pewną zasadę: czytanie bajki rozpoczyna się czterdzieści pięć minut po rozpoczęciu kolacji. To więcej niż trzeba, żeby bez pośpiechu zjeść. Wytłumaczyliśmy dzieciom, że niezależnie od tego, czy będą już w tym czasie w łóżkach, bajka rozpocznie się o ustalonej godzinie. Pierwszego wieczoru, kiedy ta zasada weszła w życie, wszystko przebiegło tak jak zwykle, tyle że przeczytałem bajkę *Polowanie na niedźwiedzia* samotnie, leżąc na łóżku syna, dokładnie czterdzieści pięć minut po rozpoczęciu kolacji. Ani on, ani jego siostra nie mogli w to uwierzyć. Bardzo się na mnie zdenerwowali i żądali wśród szlochów i gniewu, żebym czytał raz jeszcze. Jak możesz sobie wyobrazić, nie zrobiłem tego. Wiedziałem, że dzieci są w stanie znieść to drobne rozczarowanie. Następnego dnia kolacja zajęła im trzydzieści pięć minut, po czym przeczytaliśmy bajkę o niedźwiedziu i jeszcze dwie inne – była to pozytywna konsekwencja wcześniejszego zakończenia kolacji. Poczynając od tego wieczoru codziennie – z dokładnością do jednej minuty – zaczynaliśmy czytać bajkę czterdzieści pięć minut po zajęciu miejsc przy stole. Czasami czekaliśmy minutę lub dwie, bo ktoś zapomniał zrobić siusiu albo nie wymył dokładnie zębów, ale zwykle wszyscy stawialiśmy się na spotkanie z bajkami punktualnie. Ty też możesz ustanowić tego typu normy dotyczące zadań, przy których twoje dzieci często się blokują. Dzieci w naturalny sposób adaptują się do takich reguł, co jest znacznie skuteczniejsze niż kara i w mniejszym niż ona stopniu wywołuje poczucie winy.

Zmiana perspektywy

Jak pamiętamy z poprzedniego rozdziału, wzmacnianie działa znacznie skuteczniej niż karanie. Dlatego opisana poniżej strategia pozostaje naprawdę skuteczna. Aby z sukcesem doprowadzić ją do końca, trzeba tylko zmienić własne spojrzenie na sprawę premiowania i karania. Przypuśćmy, że mała Tereska ma zwyczaj dokuczać swojej siostrze. W takiej sytuacji wielu rodziców gotowych jest wprowadzić normę mającą powstrzymać dziewczynkę przed takim zachowaniem: „Jeśli Tereska dokucza siostrze, zostaje pozbawiona codziennego oglądania kreskówek po podwieczorku". Do pewnego stopnia ta zasada jest w oczach dziecka w wieku Tereski sprawiedliwa. Niemniej jednak istnieją skuteczniejsze rozwiązania. Jeśli rodzice wprowadzają w życie tego rodzaju regułę, to znaczy, że przywiązują wagę przede wszystkim do faktu dokuczania i wywołują frustrację dziecka w przypadku, gdy łamie ono ustanowioną normę. Jeśli natomiast zastosujemy metodę zmiany perspektywy, skupiamy się na drugiej stronie medalu: robimy właściwie to samo, ale punkt ciężkości przypada na coś znacznie bardziej pozytywnego. Ta nowa norma może mieć na przykład taki kształt: „Dzieci, które zachowują się właściwie w czasie podwieczorku, mogą oglądać kreskówki". W ten sposób uwaga ogniskuje się na odpowiednim zachowaniu, a przestrzeganie normy zostaje związane z poczuciem satysfakcji. To prosty, ale bardzo skuteczny pomysł, choć czasami nawet doświadczeni rodzice mają skłonność do zapominania o nim. Postaraj się zachować tę metodę w pamięci, kiedy przychodzi ci ustanawiać rodzinne zasady: formułuj je zawsze w sposób pozytywny.

A kiedy widzisz, że w jakiejkolwiek sprawie trzeba często odwoływać się do kar, przypomnij sobie o odwrotnej stronie medalu i zmień normę tak, żeby dziecko skupiało uwagę na działaniach pozytywnych (i – w konsekwencji – żeby na tym skupiał się obszar mózgu kontrolujący wolę).

Naprawianie skutków działań

Inna podstawowa reguła pozwalająca korygować niewłaściwe zachowania dzieci polega na tym, że uczynki, które powodują krzywdę innych, są naprawiane. Naprawianie skutków naszych działań to odruch odpowiedzialności, naturalna konsekwencja tego, co robimy – i dlatego to podejście okazuje się tak skuteczne. Pamiętam pewną mamę, która – bardzo zniechęcona – opowiadała mi, że jej synek, Michał, przynosi zabawki z odwiedzin w domach kolegów. Zatroskana, wypytywała rodziców tych dzieci, czy podarowali Michałowi jakieś zabawki. Odpowiedź zwykle brzmiała „nie". Po tym, jak mama Michała po raz kolejny osobiście odniosła właścicielom zabawki i przeprosiła ich rodziców, poradziłem jej coś, co wydawało mi się całkiem naturalne: żeby jej syn sam naprawiał skutki swoich zachowań. Mama chłopca wróciła do mnie mniej więcej po miesiącu. Zapytałem, jak wygląda sytuacja. Kobieta odparła, że parę dni po naszej poprzedniej rozmowie Michał, wracając z wizyty u przyjaciela, przyniósł do domu kilka kart z kolorowymi obrazkami. Kiedy mama zorientowała się, że obrazki nie należą do Michała, powiedziała mu, że musi je nazajutrz odnieść i przeprosić za ich zabranie. Następnego dnia pod domem przyjaciela Michał kopał, wierzgał, płakał i błagał, żeby to mama odniosła ukradzione obrazki. Matka, kobieta bardzo łagodna i wrażliwa, powiedziała synowi, że pomoże mu w wykonaniu tego zadania. Michał, trochę uspokojony i wzmocniony odwagą, którą poczuł, kiedy zobaczył u swojego boku mamę, oddał obrazki i przeprosił. Minęło kilka miesięcy i chłopiec ani razu nie przyniósł z niczyjego domu żadnej zabawki. Teraz prosi czasem matkę, żeby mu pozwoliła zanieść własną zabawkę do któregoś z kolegów i wymienić ją na coś innego – ale zawsze na zasadzie wzajemnej zgody. Przestrzeganie norm okazało się dla niego łatwiejsze i mniej traumatyczne niż dawniej. Kiedy dziecko bije swoje rodzeństwo, naprawienie szkody oznacza przeproszenie i buziaka. Kiedy wyrzuca jedzenie na podłogę, powinno je pozbierać i wyrzucić do kosza na śmieci. A kiedy zajęte jakąś zabawą lub w roztargnieniu wylewa mleko na podłogę, możemy – zamiast je strofować i mówić w złości, że „powinno uważać" – towarzyszyć mu w poszukiwaniu ścierki i nauczyć je, jak zetrzeć rozlany płyn. W ten sposób jego mózg wcześniej nauczy się, że trzeba na różne rzeczy uważać, a całe przeżycie, zamiast stanowić traumę, stanie się zabawne. Przede wszystkim zaś, jak mawiam do swoich dzieci: „Dlaczego ja mam to zbierać, skoro nie ja to zrzuciłem, a ty też masz ręce?".

Zapamiętaj

Kara jest najbardziej nieprzyjemną i najmniej wychowawczą spośród różnych możliwych konsekwencji uczynków dziecka. Czasami dziecko samo szuka konfrontacji lub kary, bo chce poczuć, że rodzice zwracają na nie uwagę. Warto zapamiętać bardzo ważną rzecz: wszystkie dzieci potrzebują, żeby rodzice poświęcali im dużo czasu na zabawę i opiekę. Strofując je, karzesz jedynie ich potrzeby, a wzmacniasz niewłaściwe zachowania. Poszukaj skutecznego alternatywnego rozwiązania, żeby nie uruchamiać spirali negatywnych działań. Ustal jasne normy, wymagaj stanowczo, żeby dziecko naprawiało skutki uczynków, przez które ktoś doznał krzywdy albo zniszczeniu uległy jakieś przedmioty, a przede wszystkim pomagaj mu zachowywać się właściwie, kiedy widzisz, że jego postępowanie może was oboje doprowadzić do złości. Pamiętaj, że dobry przyjaciel nie czeka obojętnie, aż przyjdziesz mu się pokłonić, tylko wychodzi powitać cię w pół drogi. Ty też możesz wesprzeć dziecko w realizacji tego, o co je prosisz, i spotkać się z nim w połowie drogi. Zamiast wściekać się i frustrować, pomóż mu poczuć się mistrzem!

Rozdział 9

Wytyczanie granic – bez dramatów

„Zdyscyplinowany umysł prowadzi ku szczęściu,
niezdyscyplinowany – ku cierpieniu".
DALAJLAMA

Granice w wychowaniu zawsze były tematem kontrowersyjnym. Istnieją w pedagogice prądy – których zwolennikami są liczni rodzice na całym świecie – domagające się maksymalnego zredukowania liczby ustanowionych granic i norm ograniczających ekspresję dziecka. Jako pierwsze przeciwko wytyczaniu granic w procesie wychowawczym występują same dzieci. Nie ma lepszego sposobu, żeby zobaczyć najciemniejsze zakamarki duszy dowolnego dziecka, jak wyznaczyć mu granice, których nie akceptuje. Najsłodsze nawet maleństwa zamieniają się w diabełki, kiedy dotyka je frustracja związana z napotkaniem ograniczeń, których dawniej nie doświadczały. Najpewniej z tego właśnie powodu ustanawianie ograniczeń i ich przestrzeganie stanowi dla sporej grupy rodziców i wychowawców zbyt trudne wyzwanie.

Wielu z nich wpada w panikę, kiedy ma stawić czoło rozgniewanemu dziecku, innych zaś na widok cierpienia dziecka ogarnia tak wielka rozpacz, że zaczynają wymyślać teorie pedagogiczne postulujące zredukowanie wszelkich ograniczeń do minimum. Niemniej jednak na podstawie własnego doświadczenia i poglądów wielu wybitnych wychowawców mogę stwierdzić, że takie podejście jest grubym błędem.

Pragnę zapewnić wszystkich rodziców i wychowawców, że w procesie kształcenia mózgu ograniczenia są – z mojego punktu widzenia jako neuropsychologa – wręcz niezbędne. Zamierzam bronić tego stwierdzenia, ponieważ w mózgu istnieje pewien obszar odpowiedzialny wyłącznie za rozpoznawanie ograniczeń, przestrzeganie ich i pomaganie organizmowi w radzeniu sobie ze związaną z tymi procesami frustracją. Co więcej, ta właśnie część mózgu, o której mówię, czyli obszar przedczołowy, odgrywa zdecydowanie najważniejszą rolę w osiąganiu szczęścia. Kiedy spotykam się z pacjentem, który ma uszkodzony ten region mózgu, wiem, że siedzę naprzeciwko osoby, która nie jest w stanie

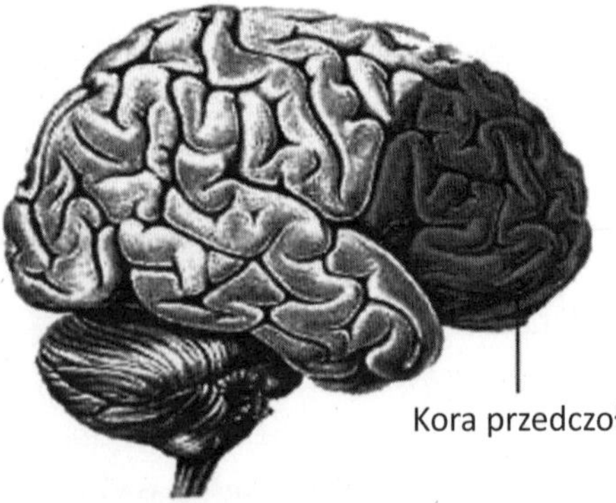

zapanować nad swoim gniewem, nie respektuje granic między sobą a innymi ludźmi i nie potrafi przestrzegać norm społecznych w procesie osiągania własnych celów.

W mózgu ludzkim przez miliony lat powstawały struktury odpowiedzialne za ustanawianie granic, ponieważ umiejętność ta – zarówno dawniej, jak i dziś – zwiększa możliwości przetrwania i współżycia w społeczeństwie.

Niektórzy rodzice uparcie stygmatyzują ustanawianie granic, nie zdając sobie sprawy, że zaspokajanie zachcianek dziecka za każdym razem, kiedy podczas posiłku znów nie chce ono jeść, kiedy żąda niesienia go, bo nie ma ochoty iść, albo kiedy domaga się natychmiastowego, niezwłocznego karmienia piersią, prowadzi do braku spójności przekazu. Rodzice też muszą zakreślać granice dotyczące własnych potrzeb i pragnień, żeby dziecko doświadczyło ograniczeń, jakie w naturalny sposób napotyka się w życiu. Przyjrzyjmy się przykładowi z karmieniem piersią. Poczynając od trzeciego lub czwartego miesiąca życia, dziecko jest w stanie spokojnie zaczekać przez krótki czas na swoją porcję pokarmu. Oznacza to, że matka może do pewnego stopnia regulować rozkład karmień. Jeśli ma zamiar prowadzić samochód, może dać dziecku pierś przed wejściem do auta, żeby nie musieć tego robić w trakcie jazdy. Podobnie, jeśli mama stoi w kolejce do autobusu, może spokojnie zaczekać, aż siądzie wygodnie w jego wnętrzu, i dopiero wówczas zaspokoić potrzeby małego. Niewątpliwie dawanie piersi na żądanie jest najlepszym podejściem do karmienia niemowlaka, ale to nie znaczy, że dziecko w żadnej sytuacji nie może chwilę zaczekać.

W środowisku wychowawczym ograniczenia są jednym z najważniejszych kluczy do rozwoju dziecka. Wiemy, że umiejętność nakreślania sobie samemu pewnych granic i przestrzegania ich jest najlepszym wskaźnikiem sukcesu szkolnego i społecznego. Wystarczy porozmawiać z gronem pedagogów i nauczycieli, aby usłyszeć, że dzisiejsze dzieci bardziej niż miłości i czułości potrzebują jasno określonych granic. Nawet zaburzenie o tak ogólnym charakterze jak problemy z koncentracją może być w dużej mierze wynikiem braku ograniczeń. W dalszej części książki będę jeszcze mówić o tym, jak granice mogą pomagać w rozwoju intelektualnym i emocjonalnym dziecka i przyczyniać się do zapobiegania takim patologiom jak właśnie brak skupienia. W tym zaś rozdziale – a mam nadzieję, że zdołałem cię już przekonać, jak ważna dla mózgu dziecka jest umiejętność przyswajania sobie i przestrzegania ograniczeń – nauczę cię jeszcze, w jaki sposób ustanawiać i szanować takie wspomagające rozwój normy. Bez dramatów dla ciebie i bez dramatów dla dziecka.

Podejście do wytyczania granic

Wyobraź sobie scenę, którą być może znasz z realnego życia. Oto mniej więcej roczne dziecko próbuje wpełznąć do szafki pod kuchennym zlewem. Maluch siada, otwiera drzwiczki i odkrywa fascynujący świat detergentów, butelek z wybielaczem i pastylek do zmywarki. Co zrobisz w tej sytuacji? Niewątpliwie wyjmiesz dziecku z rąk jakikolwiek produkt, który zdążyło już chwycić, zamkniesz drzwiczki szafki i odsuniesz od niej dziecko. Czyż nie? No więc dobrze. Zanotuj sobie w pamięci tę scenę i zapamiętaj wyraźnie uczucie spokoju i bezpieczeństwa, które cię ogarnia na myśl o tym, jak wyjmujesz z ręki dziecka butelkę z wybielaczem. Wytyczanie granic – skutecznie i bez dramatów – wymaga właśnie takiego podejścia. Przekonania, że to, co robisz, jest dobre dla twojego dziecka. Pewności, że nie ma o czym dyskutować i że wiesz, jak ta scena ma się zakończyć. Kiedy twój syn uderzy inne dziecko albo będzie chciał skoczyć z nazbyt dużej wysokości, albo postanowi, że będzie jadł bez śliniaka, twoja reakcja powinna być równie natychmiastowa, jasna i pewna – tak jak wtedy, kiedy sięgnie po butelkę z detergentem. Po prostu nie pozwalasz, żeby wydarzyło się coś, do czego nie chcesz dopuścić.

Wyznaczanie granic, żeby wyeliminować niewłaściwe zachowania, jest bardzo ważne, bo dzięki niemu unikamy powstania między neuronami połączeń, które nie będą sprzyjać intelektualnemu, emocjonalnemu i społecznemu rozwojowi dziecka. Przyjrzyjmy się pewnemu przykładowi. Jeśli twój maluch chce zabawkę należącą do innego dziecka, nie można wykluczyć, że zdecyduje się je uderzyć, żeby zrealizować swój cel. W takim przypadku poczuje satysfakcję z odniesionego sukcesu, choć odbyło się to kosztem złamania bardzo ważnej reguły społecznej. Jeśli natomiast zakreślimy dziecku granicę, która sprawi, że i tak nie zo-

Bez ograniczeń | **Z ograniczeniami**

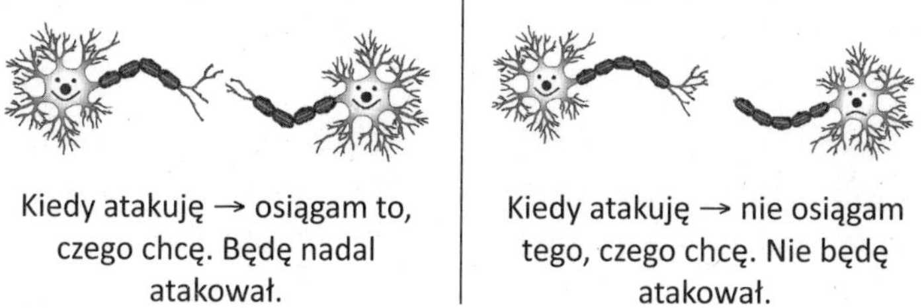

Kiedy atakuję → osiągam to, czego chcę. Będę nadal atakował.

Kiedy atakuję → nie osiągam tego, czego chcę. Nie będę atakował.

stanie ono z zabraną koledze zabawką, nie dopuścimy do powstania takiego połączenia między neuronami i powtórzenia podobnego zachowania w przyszłości.

Wyznaczając granice, nie tylko ograniczamy niepożądane zachowania – co pozwala wzmocnić u dziecka samokontrolę – ale także ułatwiamy mu poszukiwanie działań alternatywnych, dzięki którym będzie ono wykazywać większą elastyczność i łatwiej się adaptować.

Kiedy zacząć wyznaczanie granic

Wielu rodziców nie zdaje sobie z tego sprawy, ale ograniczenia są częścią życia dziecka od chwili narodzin i ważne jest, żeby miało ono szanse stopniowo się do nich przyzwyczajać. Kiedy dziecko przebywa w matczynym brzuchu, nie zna jakichkolwiek ograniczeń. Jest sam na sam z matką i nie dzielą ich żadne bariery. Możliwe, że właśnie to zespolenie oraz nieskończona przyjemność, jaką odczuwamy w łożysku, są przyczyną trudności, jaką wielu dorosłych ma później z zaakceptowaniem granic. Niemniej jednak takie są prawa życia. Poza brzuchem matki nigdy nie jest już tak dobrze. Jeśli przy porodzie wszystko idzie bez kłopotów i przez kilka następnych godzin po narodzinach matka i dziecko mogą nadal pozostać złączeni, zetknięci ciałami, to do pierwszego rozstania dochodzi wtedy, gdy mama musi iść do łazienki za swoimi potrzebami i trochę później, kiedy chce wziąć prysznic. W takich sytuacjach mama nie może być z dzieckiem. Poczynając od tak wczesnych etapów życia, pojawia się wiele chwil, w których dziecko – niezależnie od tego, co zrobi – nie zdoła osiągnąć tego, na czym mu zależy, czyli ciągłej bliskości matki. Już w tych pierwszych momentach życia ograniczenia zjawiają się same i są nieuniknione.

Pierwsze sytuacje, w których tata lub mama powinni wytyczyć dziecku granice, zdarzają się zwykle wtedy, gdy niemowlę uzyskuje pewną mobilność. Może się to stać w chwili, kiedy trzymasz swoje maleństwo w ramionach, a ono próbuje rzucić się na podłogę, albo kiedy gwałtownie odwraca się raz i drugi, gdy próbujesz zmienić mu pieluchę. W takich momentach warto sobie przypomnieć regułę butelki z wybielaczem. Uważasz, że to dobrze, jeśli dziecko rzuci się na podłogę? Sądzisz, że można mu zmienić pieluchę, kiedy się wciąż wije? Jeśli twoja odpowiedź na te pytania brzmi „nie", należy – w duchu historyjki o butelce z wybielaczem – przytrzymać dziecko spokojnie, z czułością, ale i pewnością siebie. Oczywiście możesz skorzystać z tysięcznych okazji, żeby cieszyć się widokiem obracającego się malucha albo patrzeć, jak bada coś, co wypatrzył na podłodze. Ale jeśli w danym momencie rzeczywiście chcesz i musisz zmienić mu pieluchę albo zanieść go w jakieś miejsce, spróbuj przytrzymać go stanowczo i spokojnie i powiedz mu czułym głosem: „Teraz nie" albo: „Poczekaj

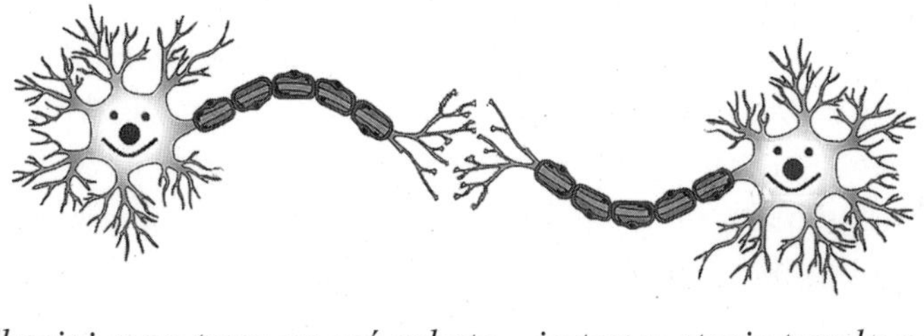

Chociaż mam teraz na coś ochotę... jestem w stanie troszkę poczekać.

chwilę". W ten sposób doprowadzisz do tego, że dziecko zacznie wytwarzać skojarzenia, które będą mu pomagać przez całe życie.

W dalszej części książki postaram się wyjaśnić, dlaczego nauka czekania jest dla mózgu dziecka tak ważna. Na razie poprzestańmy na stwierdzeniu, że jest to umiejętność kluczowa dla rozwoju emocjonalnego i intelektualnego.

Czasami ograniczenia nie są tak proste. Nie zawsze wystarczy poprosić dziecko, żeby poczekało chwilę na realizację swojej zachcianki. Często zdarzają się sytuacje – szczególnie kiedy dziecko jest już bardziej wyrośnięte – w których zamiast „nie teraz" trzeba powiedzieć po prostu „nie". Niemniej jednak zasada stosowania ograniczeń jest taka sama. Z im większą pewnością siebie, spokojem i chłodem będziesz wymawiać słowo „nie", tym łatwiej dziecku przyjdzie je zrozumieć. Przypuśćmy, że dziecko bardzo wcześnie zjadło śniadanie i chciałoby obejrzeć parę kreskówek przed wyjściem do szkoły. Cichutko wślizguje się do salonu i włącza telewizor. W twoim domu obowiązuje bardzo czytelna norma, zgodnie z którą w dni szkolne dzieci nie oglądają rano telewizji. Nie da się zaprzeczyć, że tego dnia dziecko obudziło się wcześnie i błyskawicznie zjadło śniadanie, nikt jednak nie skasował reguły dotyczącej telewizji. W takim wypadku możesz wyłączyć telewizor, nic nie mówiąc, albo podejść do dziecka z czułością, pochwalić je za grzeczne zjedzenie śniadania i wytłumaczyć, że wprawdzie nie może teraz oglądać telewizji, ale chętnie siądziesz z nim na pięć minut, żeby przeczytać bajkę. Jak widzisz, choć w obu wypadkach wymuszasz stosowanie obowiązującej zasady, forma, w jakiej to robisz, może mieć całkiem różne konsekwencje. W pierwszym przypadku niewykluczone jest, że dziecko wybuchnie skierowaną przeciwko tobie złością, w drugim zaś – prawdopodobnie uszanuje twoją decyzję i zaakceptuje ją w dobrej wierze. Chciałbym za pomocą tego przykładu pokazać, że istnieje wiele różnych sposobów przestrzegania ograniczeń i podczas gdy jedne z nich wywołują burze i prowadzą do pogorszenia stosunków między rodzicami a dziećmi, inne potrafią zapobiegać konfliktom, a jednocześnie budować wzajemne zaufanie. Teraz zaś zapoznam cię z czymś, co nazywam „siedmioma złotymi regułami, dzięki którym wyznaczanie granic okaże się sukcesem", czyli jak nakładać ograniczenia, tak żeby dziecko je rozumiało i przyswajało, i jak sprawić, żeby nie było to doświadczeniem traumatycznym ani dla niego, ani dla ciebie.

Siedem reguł bezstresowego wyznaczania granic

- *Szybko.* Jeśli wprowadzisz ograniczenie od razu, za pierwszym razem, kiedy dostrzeżesz zachowanie, które ci się nie podoba albo które uważasz za niewłaściwe, zapobiegniesz utworzeniu się w mózgu dziecka negatywnego połączenia. Dzięki temu w przyszłości będziesz mieć znacznie mniej pracy, bo negatywne zachowanie się nie utrwali.
- *Z wyprzedzeniem.* Kiedy widzisz, że dziecko ma zamiar zrobić coś niebezpiecznego albo z innych powodów niewskazanego dla jego rozwoju, spróbuj je powstrzymać, zanim rzecz się wydarzy. Tak jak

w przypadku poprzedniej reguły, unikanie niepożądanego działania przed jego podjęciem może być dużo bardziej skuteczne niż choćby dwudziestokrotne korygowanie go po tym, kiedy dziecko nabierze już niewłaściwych przyzwyczajeń. Takie podejście zaoszczędzi ci wiele pracy.

- *Zawsze.* Doprowadzenie do tego, że dziecko zaniecha nieodpowiednich zachowań, nie oznacza, że już nigdy nie będzie ich próbowało. Dzieci są z natury ciekawe i uparte. Kluczem do tego, by ograniczenia były przestrzegane, jest ich jasność i stała obecność w mózgu dziecka.
- *Spójnie.* Na nic się zda, że ojciec nie pozwala dziecku oglądać z rana kreskówek, jeśli matka od czasu do czasu się na to zgadza. Ważne, żeby oboje rodzice uzgodnili, które normy i reguły są naprawdę ważne z punktu widzenia rozwoju dziecka.
- *Spokojnie.* Jeśli chodzi o skuteczne wyznaczanie granic, częścią sekretu jest zachowanie przez rodziców spokoju. Kiedy krzyczymy na dziecko albo kiedy stajemy się nerwowi, w mózgu aktywuje się pewien obszar praktycznie wyłączający działanie tej części kory mózgowej, która odpowiada za radzenie sobie z ograniczeniami. W takich przypadkach dziecko nie jest w stanie usłyszeć, zrozumieć ani nauczyć się tego, co próbujesz mu przekazać.
- *Z pewnością siebie.* Jedną z najważniejszych rzeczy, kiedy chce się służyć komuś za przewodnika, jest zaufanie, jakie wzbudzamy w naszym podopiecznym: musi on mieć pewność, że wiemy, dokąd go prowadzimy. Jeśli

twój syn widzi, że ty sam masz jasną świadomość tego, co mu wolno, a czego nie wolno, poczuje się spokojniejszy i bardziej zmotywowany, gdy przyjdzie mu przestrzegać norm, które wskażesz. W ten sposób unikniesz wielu dyskusji, bo dziecko uświadomi sobie, że niełatwo będzie cię skłonić do zmiany zdania.

- *Z czułością.* Kiedy ograniczenia wprowadza się z czułością, dziecko doskonale rozumie, że nie chodzi o atak na jego swobodę, tylko o regułę, która powinna być przestrzegana. Stopień jego frustracji będzie znacznie mniejszy, a ty zdołasz doprowadzić do przestrzegania ograniczeń bez pogarszania waszych wzajemnych relacji.

Jak widać, nie ma powodu, żeby ograniczenia wiązały się z jakimiś dramatami. Można nawet próbować zrobić z nich coś w rodzaju zabawy. Jeśli na przykład Pawełek ucieka, kiedy chcesz założyć mu buty, możesz powiedzieć: „Posłuchaj, bezwstydniku!", złapać go za kostki i ze śmiechem w głosie wytłumaczyć, że nie wolno mu uciekać, zanim nie będzie miał na nogach butów. Jeśli Marta rzuca na podłogę różne przedmioty i nie chce ich podnieść, możesz zrobić poważną minę, ale możesz też położyć ją na dywanie, połaskotać, mówiąc, że jest łobuziakiem, i zakończyć zabawę, zbierając rzeczy z podłogi. Sekret wprowadzania ograniczeń nie polega na zrobieniu z tego dramatycznej sceny, lecz na doprowadzeniu do tego, by dziecko zachowywało się w sposób, który mu wyznaczyliśmy. Włączenie do tego pewnej dozy zabawy rozbraja napięcie, zapobiega powstaniu u dziecka poczucia winy i pomaga mu w spełnieniu tego, o co je prosisz. Co więcej, może to być doskonała okazja, żeby się pobawić i wzmocnić więź między wami, zamiast ją osłabiać.

Różne rodzaje ograniczeń

Zapewne w różnych miejscach tego rozdziału można było odnieść wrażenie, że sprawa wyznaczania granic jest trochę zimna i sztywna. Wydaje się, że każda reguła, która pojawia się w domu, jest swego rodzaju dogmatem, którego w żadnych okolicznościach nie wolno naruszać. Nic dalszego od prawdy. Do tej pory próbowałem pokazać, jak można wprowadzić ograniczenia, kiedy ma się ochotę to zrobić. Niemniej jednak w chwili narzucania granic musimy mieć też na uwadze inną część problemu: potrzebę dziecka, by realizować swoje cele. Nietrudno sobie wyobrazić, jak czułoby się dziecko, które nigdy, ale to nigdy nie zdołało dopiąć swego. Z pewnością byłoby to dziecko bardzo niepewne siebie. Tak jak ważne jest nauczenie dziecka, żeby znało normy i umiało się do nich dostosować, tak samo wielkie znaczenie ma zapewnienie mu innego rodzaju doświadczeń: kiedy celująco radzi sobie z sytuacjami, w których wydaje się stać na straconej pozycji. W tym kontekście przestrzeganie ograniczeń jest równie ważne jak umiejętność ich przełamywania. Niedawno słyszałem, jak ktoś przedstawiał klasyfikację różnego typu ograniczeń, która wydała mi się nader trafna i która bardzo przypominała klasyfikację norm tworzonych nieświadomie przez wielu rodziców. Wydaje mi się, że jej znajomość i nazwanie tych typów ograniczeń może pomóc niejednemu rodzicowi lepiej radzić sobie z rzeczywistością.

- *Granice nienaruszalne.* Do tej grupy należą normy, które są niezbędne dla zapewnienia dziecku bezpieczeństwa. Nie wkłada się palców w kontakt, kiedy przechodzimy przez jezdnię, trzymamy rodziców za rękę, nie wolno wspinać się zbyt wysoko, nie pije się z butelki z wybielaczem – można by wymienić jeszcze wiele innych zdroworozsądkowych reguł, których bezwzględnie przestrzegają prawie wszyscy rodzice.
- *Granice ważne dla dobra dziecka.* Są to ograniczenia, których należy przestrzegać zawsze albo prawie zawsze, bo są ważne dla rozwoju dziecka i jego pomyślności. Niemniej jednak w ściśle określonych sytuacjach możliwe są wyjątki. Na przykład można wytłumaczyć dziecku, że nie wolno bić innych dzieci, ale jednocześnie nie negować jego prawa do samoobrony w przypadku czyjejś agresji. Ważne jest też, żeby dziecko codziennie jadło kolację, ale jeśli pewnego dnia boli je brzuszek, logiczne będzie, że wtedy akurat da mu się spokój z jedzeniem. Wiele tego typu granic ma związek z wartościami wyznawanymi przez rodziców i z normami społecznymi. Nie można innych bić, nie można ich opluwać, nie można kłamać, nie można wypowiadać wulgarnych słów, o pewnych porach nie należy jeść słodyczy, trzeba zjadać śniadanie, obiad i kolację itd., itp.
- *Granice ważne dla współżycia.* Zwykle są to ograniczenia ustanowione przez rodziców, aby umożliwić porządek i wspólne życie rodziny. Tego typu norm trzeba przestrzegać, choć rodzice mogą je rozluźniać w weekendy, na wakacjach albo kiedy w domu są goście lub kiedy po

prostu mamy ochotę przekroczyć daną granicę – z konieczności albo gdy chcemy dać dziecku satysfakcję, że postawiło na swoim. Oto kilka przykładów takich właśnie norm: codziennie trzeba brać kąpiel, nie je się w salonie, po kolacji nie należy jeść lodów, słodycze dostajemy tylko w weekendy, wystarczy godzina kreskówek dziennie, należy szczotkować zęby.

Istnienie granic, które dziecko może przekraczać, kiedy się na to godzimy, nauczy je, że w życiu trzeba wykazywać pewną elastyczność i że niektóre normy zmieniają swoją funkcję zależnie od okoliczności. A poza tym pozwoli nam to adaptować się do różnych sytuacji. Jeśli w sobotę wieczorem po dniu spędzonym u dziadków postanawiamy zostać u nich na noc, nie umyjemy zębów ani nie włożymy do snu piżam. Łamanie reguł sprawi, że mózgi naszych dzieci nauczą się, iż radość z wieczornej zabawy z babcią w udawanie zwierząt gospodarskich może być cenniejsza niż przestrzeganie norm zawsze i wszędzie, niezależnie od okoliczności.

W ostatnich trzech rozdziałach pokazywałem, jak korzystać z trojakiego rodzaju narzędzi. Mogą one posłużyć do zmotywowania dziecka i pomóc mu zrozumieć, które zachowania są właściwe, a które nie. Być może masz w pamięci jakąś przeczytaną lub zasłyszaną od znajomych opinię, że nie jest dobrze zakreślać dzieciom jakichkolwiek granic ani zmuszać ich do przestrzegania norm. Neurobiologia formułuje opinie przeciwne: każde z wcześniej omówionych narzędzi jest użyteczne i pozwala dziecku przyswoić sobie zespół norm, które są naprawdę istotne dla jego rozwoju.

Bez wątpienia na tobie jako matce czy ojcu spoczywa odpowiedzialność za nauczenie dzieci, do którego miejsca mogą się posunąć i jak mają osiągać w życiu to, czego pragną. W różnych ograniczeniach i we wzmacnianiu dziecka najlepsze jest to, że – jeśli od początku dobrze się te narzędzia stosuje – mózg dziecka bardzo szybko przyswoi sobie odpowiednie zwyczaje. Zamiast kłócić się wciąż na nowo o te same rzeczy, dziecko będzie mogło stawiać kolejne kroki na drodze swojego dojrzewania.

Zapamiętaj

Pomaganie dziecku w rozpoznawaniu i przestrzeganiu ograniczeń jest jednym z najtrudniejszych zadań, przed jakim może stanąć rodzic pragnący wspierać rozwój intelektualny i emocjonalny swoich dzieci. Nie obwiniaj się o to, że wprowadzasz ograniczenia. Ograniczenia towarzyszą nam od urodzenia i stanowią część życia każdego z nas. Staraj się wyznaczyć granice, zanim dziecko zachowa się niewłaściwie, a w każdym razie zanim to zachowanie wejdzie mu w zwyczaj. Wyznaczaj granice z taką samą pewnością siebie, spokojem i czułością, z jaką całujesz dziecko na dobranoc. Pomożesz mu w ten sposób rozwinąć część jego mózgu. Jak zobaczysz w dalszych częściach książki, pomożesz mu tym samym osiągać w życiu własne cele i być szczęśliwym.

Rozdział 10

Empatia

„Czyż mógłby zaistnieć większy cud aniżeli ten,
co zdarza nam się w chwili,
kiedy patrzymy sobie nawzajem w oczy?"
HENRY DAVID THOREAU[3]

Jeśli istnieje jakieś narzędzie prawdziwie przydatne w sytuacjach awaryjnych, trudnych, to jest nim empatia. Każdy rodzic czy wychowawca stanie w pewnej chwili twarzą w twarz z dzieckiem, które jest przepełnione jakimiś emocjami, nie potrafi powściągnąć gniewu albo smutku. W takich sytuacjach możemy mieć do czynienia z napadami wściekłości, niekontrolowaną złością albo komentarzami, które tak trudno zaakceptować rodzicom: „Jesteś głupi!", „Nie chcę cię więcej widzieć!" albo: „Nienawidzę

[3] Henry David Thoreau, *Walden*, tłum. Halina Cieplińska (polskie tłumaczenie tego cytatu ma wyraźnie inny sens niż hiszpańskie – i niż oryginał. U Thoreau chodzi o cud patrzenia na świat oczami innego człowieka, a nie o patrzenie innemu w oczy – przyp. tłum.).

mojego brata!" – to tylko parę przykładów. Zdecydowana większość rodziców nie wie, jak w takich sytuacjach reagować – albo też reaguje w sposób, który może wyrządzić dziecku krzywdę. W tym rozdziale nauczysz się, jak takich błędów unikać, i zrozumiesz, jak wykorzystywać empatię do tego, byście oboje – i dziecko, i ty – mogli wyjść z tych trudnych sytuacji wzmocnieni.

Co to jest empatia?

Empatia – z greckiego *em*, czyli „w", oraz *pathos*, „pasja, cierpienie" – to słowo, którego używają psycholodzy, żeby opisać zdolność postawienia się na miejscu drugiej osoby, „wczucia się" w nią. Inaczej niż w przypadku „współodczuwania" (z greckiego „sympatii"), w którym chodzi o zbieżne działanie dwóch osób, w empatii nie mamy do czynienia ze zbieżnością, choć i tu istotne jest porozumienie. Przyjrzyjmy się temu na prostym przykładzie. Powiedzmy, że twój syn i ty uwielbiacie czekoladę. Widząc go, jak traci głowę na widok czekoladki, którą ktoś go poczęstował, potrafisz „współodczuwać", dzielić jego emocje. Przecież ty też w takiej sytuacji tracisz głowę. Jeśli natomiast twój syn uwielbia słodycze, ty zaś za nimi nie przepadasz, ale widząc go, jak obdarowany torebką cukierków podskakuje z radości, też się cieszysz, to znaczy, że potrafisz zdobyć się na empatię, „wczuć się" w jego emocje. Tobie nie przyszłoby do głowy skakać w takiej sytuacji z radości, ale rozumiesz syna, czujesz jego radość.

Empatia może być wykorzystywana zarówno do tego, by pomóc dziecku uspokoić się w sytuacjach niepokoju

Współodczuwanie | **Empatia**

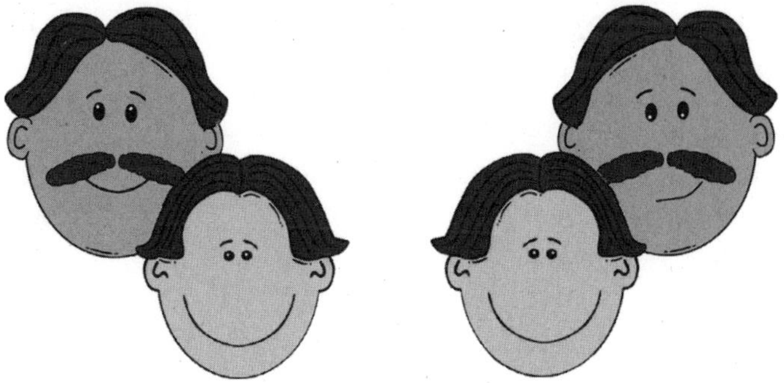

Czuję to samo. | Nie czuję tego samego, ale rozumiem.

albo przytłoczenia emocjami – takimi jak smutek, rozczarowanie, złość czy zazdrość – jak i do tego, żeby wesprzeć rozwój jego inteligencji emocjonalnej. W obu przypadkach wysłuchanie dziecka i okazanie przy tym empatii pomoże mu zrozumieć siebie i połączyć myśli z emocjami. W końcowym rozrachunku empatia jest bramą prowadzącą do samopoznania i samoakceptacji – bramą, która może być wykorzystywana od najwcześniejszych chwil po narodzinach dziecka. Za każdym razem, kiedy niemowlę płacze, a jego mama wie, że trzeba mu dać pierś do ssania, dzieją się dwie rzeczy. Po pierwsze, matka w empatyczny sposób reaguje na potrzeby dziecka, a po drugie, niemowlę zaczyna rozumieć, że odrobina mleka jest w stanie uśmierzyć niepokój, który je trapi. Tak zaczyna się podróż ku samopoznaniu – od przerobienia prostej lekcji na swój własny temat: ból brzucha oznacza głód, a jedzenie likwiduje to uczucie. Ta podróż nigdy się nie kończy. Jako dorośli codziennie doświadczamy chwil, w których albo przychodzi nam walczyć z przeciwnościami losu, albo w których jesteśmy radośni, mamy zły humor, jesteśmy smutni lub nerwowi – i nawet nie wiemy, co się z nami dzieje i jak moglibyśmy poprawić swoje samopoczucie. Mamy sposobność wyruszyć w tę podróż razem ze swoim dzieckiem, biorąc pod uwagę jego uczucia i reagując empatią za każdym razem, kiedy przytłaczają je emocje. Zauważymy przy tym, że dziecko szybciej będzie się uspokajać, przezwyciężać lęki i niepokoje, a nasze relacje będą się umacniać.

Po co nam empatia?

Jak pamiętamy, w mózgu dziecka – a także w mózgu dorosłego – istnieją dwa światy: emocjonalny i racjonalny. Oba starają się funkcjonować niezależnie od siebie. Kiedy doświadczamy jakiegoś wyjątkowo intensywnego uczucia, prawie niemożliwe jest, żeby nad nim zapanować, tak jak niemożliwe jest zapanowanie nad spłoszonym koniem. Ani wychowawca, ani rodzic, ani tym bardziej samo dziecko nie potrafią tego stanu okiełznać. Istnieje pewien powód, dla którego empatia stanowi narzędzie niezwykle skuteczne. Kiedy człowiek spotyka się z empatyczną reakcją na swoje przeżycia, w jego mózgu wywołuje to wspaniały efekt: umysł racjonalny i emocjonalny synchronizują się, co wywiera kojące działanie na ten ostatni. Dzieje się tak dlatego, że reakcje empatyczne aktywują pewien obszar stanowiący pomost między tymi dwoma światami. Chodzi o obszar zlokalizowany

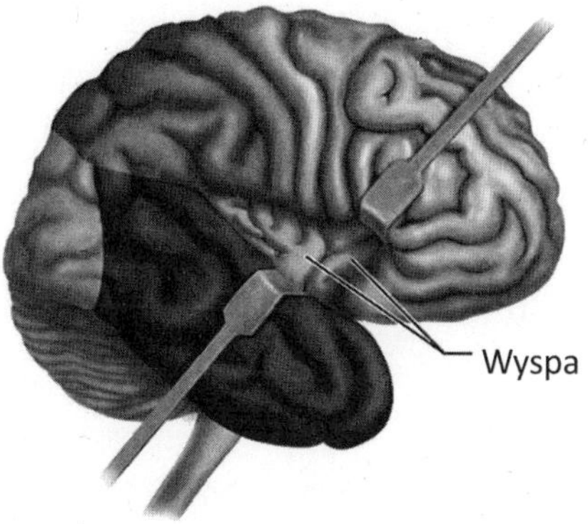

Kora wyspowa

- Smak i zapach.
- Interpretacja sygnałów ciała.
- Identyfikowanie emocji.
- Doświadczanie emocji:
  – miłość
  – obrzydzenie
  – nienawiść
  – smutek.

w strategicznej enklawie między mózgiem emocjonalnym a racjonalnym, ukryty w głębokiej bruździe; obszar, do którego dostęp można uzyskać dopiero po rozdzieleniu płatów skroniowych, ciemieniowych i czołowych. Ten odizolowany obszar, położony pomiędzy dwoma światami, nazywamy wyspą.

Kiedy jakiś obszar mózgu emocjonalnego ulega nadmiernemu pobudzeniu na skutek frustracji, smutku albo innego intensywnego uczucia, dziecko nie jest w stanie zapanować nad swoim stanem ducha. W takich sytuacjach pojawiają się napady złości, ataki oślego uporu, całkowity brak posłuszeństwa albo komentarze trudne do przełknięcia dla rodziców. Dziecko – dosłownie – wychodzi z siebie, przestaje się zachowywać racjonalnie. Najlepsza strategia, żeby pomóc mu się uspokoić i pójść po rozum do głowy, to połączenie uścisku z empatyczną refleksją, która dezaktywuje intensywność emocji. Chodzi o komentarz, który otwiera pomost między dwoma światami i pozwala racjonalnemu mózgowi dziecka zapanować nad emocjami, a przynajmniej wysłuchać uwag rodziców.

Wychowywać z empatią

Największą przeszkodą w korzystaniu z empatii jako narzędzia rozwoju umysłowego dziecka jest to, że większości matek – i absolutnej większości ojców – niełatwo przychodzi rozpoznanie swoich własnych emocji. Jak już mówiliśmy wcześniej, my, dorośli, najczęściej czujemy się przytłoczeni, a przynajmniej zdezorientowani przez nasze uczucia. Możemy bez widocznej przyczyny odczuwać wściekłość, smutek czy frustrację. Nie potrafimy zrozumieć ani tego, jak naprawdę się czujemy, ani co nas w ten nastrój wprowadziło. Tylko niektórzy z nas są rzeczywiście zdolni do pełnego rozumienia własnych odczuć, emocji i potrzeb – i do świadomego działania. Często sprzyja temu terapia nakierowana na samopoznanie i osobisty rozwój. Niewątpliwie takie osoby mają wyraźną przewagę w sytuacjach, w których przychodzi im zajmować się wychowaniem emocjonalnym dzieci, bo dysponują głębszą wiedzą o sobie samych i o świecie uczuć. Dla wielu innych dorosłych wychowywanie dziecka może okazać się w sferze emocji równie trudne, co dla nauczyciela-analfabety przekazywanie wiedzy o czytaniu. Jeśli naprawdę chcesz poszerzać własne kompetencje w tej dziedzinie – żeby lepiej pomagać swoim dzieciom – polecałbym ci rozpoczęcie terapii rozwoju osobistego. Dla tych zaś, którzy jeszcze nie doszli do tego etapu – a właściwie dla wszystkich – dobrym ćwiczeniem może okazać się odkurzenie słownika emocji.

U większości dorosłych słownik dotyczący własnych uczuć przypomina książki typu „Naucz się angielskiego w trzy tygodnie". Najbardziej znane odczucia, których doświadczają dorośli, dzielą się na „dobre" i „złe" – ale to przecież jeszcze w ogóle nie jest rozmowa o emocjach. Niektórzy – przejawiający ponadprzeciętną zdolność do introspekcji i otwartości na świat – są jeszcze w stanie identyfikować cztery inne stany uczuciowe: zadowolenie, smutek, złość oraz „wszystko do kitu". To ostatnie określenie przyjmuje zresztą liczne inne formy. Tak naprawdę wszyscy znamy mniej więcej sto słów, za pomocą których potrafimy wyrażać emocje i odczucia, ale nie używamy ich w naszym codziennym życiu. Jednym z powodów takiego stanu rzeczy jest fakt, iż w naszym społeczeństwie nie wydaje się właściwe publiczne rozprawianie o emocjach. Inny powód to trudność dopasowania konkretnego określenia do uczucia, którego nie postrzegamy z pełną jasnością. Szczęśliwie czasy się zmieniają i dziś już wiemy, jak wiele pożytków niesie ze sobą pozostawanie w kontakcie z naszymi emocjami. Największy z nich to rozwój naszej inteligencji emocjonalnej.

Żeby pomóc uczniom pragnącym poprawić swe umiejętności wczuwania się w uczucia drugiego człowieka i poznać działanie empatii, zwykle proszę ich o wyobrażenie sobie świata emocji jako wielkiego radia. Są w nim różne częstotliwości – czyli podstawowe emocje – a programów nadawanych na każdej z nich można słuchać przy większej lub mniejszej głośności. I tak żal i smutek znajdują się na tej samej częstotliwości emocjonalnej, ale żal ma niższą „głośność". Radość i euforia też są na jednej częstotliwości; w tym przypadku większą intensywność ma euforia. W chwili gdy chcemy z dobrym skutkiem okazać drugiej osobie reakcję empatyczną, ważne jest, byśmy dostroili się częstotliwością do emocji tej osoby, ale jednocześnie byśmy zsynchronizowali z nią intensywność naszych uczuć. Wyobraź sobie, że jesteś osobą dwudziestoletnią, która w sobotni wieczór przychodzi na imprezę, a jej gospodarz przez całą noc słucha kujawiaków. Z pewnością ten typ muzyki nie jest dobrze zsynchronizowany ze stanem ducha obecnych, którzy – rozczarowani – stopniowo zaczynają wychodzić z imprezy. Z takim samym rezultatem mielibyśmy do czynienia, gdyby styl muzyki był lepiej trafiony – na przykład gdyby była to muzyka rockowa – ale odtwarzana tak cicho, że zagłuszałyby ją odgłosy rozmów. A z kolei para nastolatków, która pragnęłaby spędzić romantyczne chwile na tylnym siedzeniu samochodu, wybrałaby jako tło spokojną muzykę i łagodną moc głośników. Delikatna ballada odtwarzana na cały regulator nie stworzyłaby dostatecznie intymnej atmosfery, podobnie jak puszczony cichutko kawałek hardrockowy. Dlatego też, jeśli chcesz zachować się empatycznie wobec swojego dziecka, musisz umieć zsynchronizować się z jego emocjami. Kiedy przychodzi pora na empatyczną reakcję, która pozwoli ci nawiązać kontakt z dzieckiem, musisz dostroić się do niego zarówno częstotliwością, jak i głośnością. Jeśli twoje dziecko płacze niepocieszone, bo właśnie utraciło swoją kolekcję kart z obrazkami, nie zsynchronizujesz się z nim, jeśli skarcisz je za nieuwagę. To nie będzie empatia. Dziecko nie zareaguje też najlepiej, jeśli powiesz mu, że jest wściekłe, bo jego uczucia krążą raczej wokół smutku. Najlepszym sposobem na to, żeby dziecko się otworzyło i zaczęło się uspokajać, jest powiedzieć, że musi mu być „bardzo, bardzo smutno" i że trudno w takiej sytuacji o pociechę. Tę deklarację należy wzmocnić mocnym uściskiem, który ukoi stan niepocieszenia. Na podobnej zasadzie, jeśli Marylka adoptuje ślimaka jako swoje nowe zwierzę i z uszczęśliwioną miną oznajmi to całej rodzinie, nie zadowoli jej komentarz typu: „Cieszysz się", bo intensywność tego przekazu jest zbyt mała. Tata albo mama zrobią lepiej, mówiąc wylewnie: „Marylko, jesteś bardzo szczęśliwa ze swoim nowym zwierzątkiem, prawda?". Takie słowa na pewno pomogą jej poczuć się zrozumianą i podzielić się z tatą lub mamą wszystkimi planami dotyczącymi jej nowego przyjaciela. Dziecko opowie na przykład o domku, który chce dla niego zbudować, albo o tym, jak zamierza go karmić. Na następnej stronie znajdują się dwie tabele, w których uszeregowane są pewne podstawowe emocje – zarówno pod kątem „częstotliwości", jak i „intensywności".

W tabelach umieściłem zaledwie około pięćdziesięciu odczuć i emocji. Repertuar uczuć u człowieka jest znacznie obszerniejszy i na pewno zaobserwujesz u swoich dzieci odcienie odmienne od tych, które wpisałem w to zestawienie. Niemniej jednak ta pięćdziesiątka uczuć stanowi dostatecznie szeroki repertuar emocjonalny, żeby móc komunikować się z dzieckiem na dowolny temat i uspokajać je prawie w każdej sytuacji, pomagając mu w ten sposób poznać swoje własne uczucia. Zwróć uwagę, że nie dzielę emocji na „pozytywne" i „negatywne", jak to się zwykle robi. Powód jest bardzo prosty. Wszystkie emocje są same w sobie pozytywne i jako takie trzeba je rozpoznawać i wprowadzać do świata dziecka. Nie powinniśmy żadnego uczucia stygma-

EMOCJE PRZYJEMNE

CZĘSTOTLIWOŚCI

intensywność (- → +)	Spokój	Radość	Miłość	Motywacja	Satysfakcja
-	Brak napięcia	Zadowolenie	Sympatia	Zainteresowanie	Duma
	Wygoda	Radość	Przyjaźń	Zmotywowanie	Uznanie
	Spokój	Rozmarzenie	Czułość	Rozemocjonowanie	Satysfakcja
	Rozluźnienie	Szczęście	Zakochanie	Rozmarzenie	Zadowolenie
		Euforia	Miłowanie	Poświęcenie	
+			Uwielbienie	Entuzjazm	

EMOCJE NIEPRZYJEMNE

CZĘSTOTLIWOŚCI

intensywność (- → +)	Złość	Nerwy	Strach	Frustracja	Smutek	Zmęczenie
-	Wściekłość	Zdenerwowanie	Strach	Wściekłość	Rozpacz	Wyczerpanie
	Złość	Ekscytacja	Przerażenie	Frustracja	Poczucie krzywdy	Utrudzenie
	Irytacja	Niepokój	Wyczerpanie	Zniechęcenie	Smutek	Znużenie
	Rozdrażnienie		Zawstydzenie		Rozczarowanie	Zmęczenie
	Niezadowolenie		Niepokój		Zmartwienie	
+			Zdenerwowanie		Żal	

tyzować, bo wszystkie odgrywają ważną rolę. Wściekłość może w określonych okolicznościach pomóc nam w walce o życie, frustracja skłania nas do dokładania większych starań przy kolejnych próbach, a smutek pomaga nam dostrzec piękno otaczającego nas świata i wartościować nasze potrzeby, a także rozumieć uczucia innych.

Kilka ćwiczeń praktycznych

Darek mówi do mamy wściekłym głosem: „Nienawidzę swojego brata!”.

Zamiast powiedzieć: „Nie możesz nienawidzić brata. Masz go kochać”.

Spróbuj czegoś takiego: „No tak, złościsz się, że mama spędza dużo czasu z Piotrusiem, prawda? Chciałbyś, żeby mama była więcej z tobą”.

Marysia jest niepocieszona. Chciała iść do parku, ale zaczęło padać. Od pięciu minut dziewczynka płacze coraz głośniej i intensywniej.

Zamiast powiedzieć: „Marysiu, uspokój się. No już, przestań płakać. Pójdziemy do parku innego dnia”.

Spróbuj czegoś takiego: „Och, co za pech, prawda? A co miałaś ochotę robić w parku?”.

Aleks jest bardzo rozzłoszczony. Kiedy wychodziliście z supermarketu, chłopiec chciał, żeby mu kupić lizaka.

Zamiast powiedzieć: „Aleks, nie płacz. Nie kupię ci lizaka”.

Spróbuj czegoś takiego: „No tak, rozumiem, jesteś bardzo zły, bo chciałeś, żeby mama kupiła ci lizaka".

Estera przychodzi ze szkoły do domu smutna, chociaż nie umie wytłumaczyć dlaczego.

Zamiast powiedzieć: „Estera, chodź, pobawimy się. Chcesz się pobawić w księżniczki?".

Spróbuj czegoś takiego: „Jesteś troszkę smutna, prawda?". „Tak, trochę". „No właśnie, widzę, że masz smutną buzię".

Jest oczywiste, że jeden komentarz wypowiedziany do dziecka w kolejce do kasy w supermarkecie nie rozładuje natychmiast jego złości. Ale trzeba próbować. Warto w takiej sytuacji dawać dziecku pewną liczbę empatycznych odpowiedzi, próbując jednocześnie uspokoić je i zachęcić do opanowania. Pierwszą empatyczną wypowiedzią przyciągniemy jego uwagę, ale potrzeba takich wypowiedzi czterech lub pięciu, żeby w istotny sposób zmniejszyć dyskomfort dziecka.

Empatia znajduje wyraz nie tylko w słowach. Pełne zrozumienia spojrzenie, pieszczota, pocałunek albo uścisk mogą pomóc w porozumieniu znacznie lepiej niż słowa. Nie bój się towarzyszyć dziecku w jego emocjach i okazywać mu fizycznie czułości. Weź je w ramiona i pocałuj albo mocno uściskaj. Pomoże mu to poczuć się zrozumianym i się uspokoić.

I ostatnia rada: żeby wysłuchać dziecka z empatią, musisz wyłączyć się ze świata dorosłych, uciec od swoich dogmatów i uprzedzeń. Postaw się w miejscu dziecka, wejdź w jego umysł i spróbuj poczuć się tak, jak ono się czuje. Jak by ci było na jego miejscu? Przyjrzyjmy się pewnemu przykładowi. Wyobraź sobie taką sytuację: osoba, którą kochasz najbardziej na świecie – twój mąż albo twoja żona – codziennie przeżywa intymne chwile z kimś podobnym do ciebie, ale młodszym i bardziej czułym. To samo co wieczór. Przecież tak właśnie czuje się dziecko, które odkrywa, że jego matka – osoba najbardziej kochana na świecie – spędza teraz więcej czasu z jego nowo narodzonym braciszkiem. Nie sądzisz, że i w tobie obudziłaby się lekka nienawiść wobec kogoś takiego?

Zapamiętaj

Empatia pozwala dokonać połączenia między racjonalnym i emocjonalnym mózgiem dziecka. Wszystkie emocje są jednakowo cenne. Podejście do dziecka z empatią pomoże mu zidentyfikować jego uczucia i rozwinąć inteligencję emocjonalną. Empatia jest też pożytecznym narzędziem, jeśli chce się pomóc dziecku przetrwać to, co je spotyka, i zachować spokój, gdy czuje się przytłoczone przez niepokoje, złość czy frustrację. Reakcja empatyczna może dopomóc w ukojeniu intensywnych emocji, z którymi dziecko nie jest w stanie samo sobie poradzić.

Rozdział 11

Komunikacja

„Głównym czynnikiem wychowawczym są rozmowy prowadzone w domu".
WILLIAM TEMPLE

Żeby dwie osoby porozumiały się ze sobą, potrzebna jest między nimi dobra komunikacja. W przypadku dialogu między rodzicami i dziećmi dobra komunikacja pozwala dziecku przekazywać swoje pomysły, emocje i sposób myślenia. Jeśli oczekujesz ode mnie pełnego opisu technik i ćwiczeń mających pobudzić mózg twoich dzieci, z radością przekażę ci taki oto komunikat: dotarcie do umysłu twojego dziecka jest znacznie prostsze, niż sobie wyobrażasz. Każdego dnia w kuchniach, sypialniach i łazienkach w milionach gospodarstw domowych na całej naszej planecie tatusiowie i mamusie pracują nad pewnym cudem: pomagają swoim dzieciom wytworzyć połączenia między neuronami i rozwinąć w ten sposób zdolności intelektualne i emocjonalne swych synów i córek. Aby zrealizować to zadanie, stosują proste i skuteczne zarazem narzędzie: komunikację.

Dzięki niezliczonym badaniom wiemy, że komunikacja z rodzicami jest najważniejszą drogą rozwoju intelektualnego w pierwszych latach życia dziecka. Pamięć, koncentracja, myślenie abstrakcyjne, znajomość środowiska, samokontrola i odpowiedni język potrzebują komunikacji, żeby rozkwitać. Mózg dziecka jest zaprogramowany tak, żeby się uczyć i nabywać wszelkich umiejętności intelektualnych charakterystycznych dla istot ludzkich, ale bez bodźców płynących od rodziców, bez rozmów z nimi te możliwości nigdy się w pełni nie zrealizują. Na przykład umiejętność rozumienia i artykułowania słów jest u każdego człowieka cechą wrodzoną, a jednak dziecko samo z siebie nie jest w stanie jej rozwinąć. Do tego potrzebne są bodźce pochodzące od dorosłych. Ani Cervantes, ani Szekspir nie byliby w stanie napisać swych sławnych utworów, gdyby najpierw nie nauczyli się mówić – z pomocą taty i mamy. Inteligencja to kolejny przykład zdolności, która rozwija się głównie za sprawą rozmów między rodzicami a dziećmi. Gdyby Einstein wychowywał się pośród stada szympansów, nigdy nie nauczyłby się mówić, a jego niezwykła zdolność rozumowania zostałaby zdławiona w ograniczonym uniwersum gałęzi i bananów.

W całym tekście tej książki można znaleźć przykłady skutecznych sposobów komunikacji: stylów porozumiewania się, które pobudzają współpracę, promują wzajemne zaufanie, stymulują lepszą organizację pamięci czy też pomagają dziecku rozwinąć pozytywne myślenie. W poprzednich rozdziałach starałem się pokazać, jak komunikacja empatyczna albo taka, która wzmacnia pozytywne zachowania i z czułością nakłada na dziecko pewne ograniczenia, mogą pomóc w przyswojeniu sobie przez dziecko norm społecznych i w panowaniu nad emocjami, kiedy wymykają się one spod kontroli. Z kolei w tym rozdziale przyjrzymy się bardzo konkretnej technice komunikacji, która pozwala niezwykle skutecznie porozumiewać się z mózgiem dziecka. Jeśli zastosujemy ten prosty sposób, łatwiej nam będzie stać się dla dziecka przewodnikiem. Największą bowiem zaletą omawianej techniki jest ułatwianie współpracy między dzieckiem a dorosłym.

Komunikacja kooperatywna

Wyobraź sobie sytuację, którą znasz aż za dobrze z codziennego współżycia z partnerem czy partnerką: w kuchni wszystko wywrócone jest do góry nogami, a właśnie dziś – nie da się od tego uciec – przypada twoja kolej na sprzątanie. Mimo to ogarnia cię lenistwo i, szczerze mówiąc, wcale nie masz ochoty brać się do likwidowania bałaganu. Przeczytaj poniższe dwa przykłady i wskaż, w którym przypadku są większe szanse na to, że zareagujesz pozytywnie na prośbę współmałżonka.

Przykład A

„Kuchnia wygląda jak chlew. Czekam od pół godziny, kiedy posprzątasz, a ty nic nie robisz. Tylko siedzisz i oglądasz telewizję. Sprzątnij natychmiast ten bałagan!”

Przykład B

„Kochanie, nie sądzisz, że kuchnia jest już dostatecznie brudna? Mam kłopot, bo brakuje czystych talerzy, żeby zjeść kolację. Może wyłączymy telewizor i posprzątamy? Pomożesz mi?"

W pierwszym przykładzie mamy do czynienia z nakazowym stylem komunikacji, w drugim zaś z tym, co nazywam „komunikacją kooperatywną". Komunikacja kooperatywna (albo współpracująca) to styl porozumiewania się opracowany na podstawie badań Elaine Rees, Robyn Fivush i innych badaczy zajmujących się komunikacją między rodzicami i dziećmi. Ten sposób porozumiewania się zwiększa prawdopodobieństwo, że dziecko będzie współpracować z dorosłymi przy realizacji dowolnego zadania, o którym się go informuje. Z komunikacji kooperatywnej można skorzystać, kiedy chcemy, żeby dziecko usiadło do kolacji, posprzątało zabawki w swoim pokoju czy też po prostu uważniej nas słuchało, kiedy coś mu tłumaczymy. Jest to technika powszechnie stosowana przez specjalistów pracujących z osobami upośledzonymi umysłowo albo z dziećmi z zaburzeniami zachowań, niedostatkiem koncentracji czy trudnościami poznawczymi. Powodem tak uniwersalnego korzystania z tej techniki – niezależnie od innych sposobów porozumiewania się, których każdy z nas dopracowuje się w trakcie swego życia – jest to, że można jej uczyć poprzez konkretne ćwiczenia. Zajmuje się tym wielu specjalistów. Podejmowane są też badania, w których organizuje się treningi dla różnych grup rodziców, a potem sprawdza się, w jakim stopniu wpływają one na komunikację między dorosłymi a dziećmi.

Komunikacja kooperatywna nie jest techniką niezawodną. Zawsze istnieje możliwość, że dziecko nie będzie chciało współpracować, ale generalnie ten rodzaj porozumiewania się w znacznym stopniu kładzie nacisk na współdziałanie dziecka i dorosłego. Jednakże zasadnicze pożytki z komunikacji kooperatywnej nie biorą się z tego, że dziecko lepiej współpracuje, ale z tego, że łatwiejsze staje się nawiązanie kontaktu między nim a rozumowaniem dorosłego. W dalszym ciągu rozdziału przedstawię cztery najważniejsze punkty charakterystyczne dla tej formy porozumiewania się.

Zadanie staje się pracą zespołową

Skuteczność komunikacji kooperatywnej zasadza się na tym, że skłania ona dziecko do współpracy i czyni z realizowanych zadań wysiłek zespołowy. Kiedy dziecko czuje, że ma kogoś u swojego boku, zadanie staje się mniej groźne i prostsze niż wtedy, kiedy musi mu stawić czoło samodzielnie. Koleżanki chodzą razem się wykąpać, chłopcy wolą grupowo rozmawiać z dziewczynkami, a rodzice gromadzą się w szkołach, żeby dowiedzieć się, jak najlepiej wychowywać dzieci. Wszystkim nam branie się za bary z zadaniem, które wygląda na trudne, przychodzi łatwiej, kiedy czujemy wsparcie naszych towarzyszy. Dla dziecka polecenie: „Zdejmij ubranie" jest wyzwaniem dużo trudniejszym i budzącym większe osamotnienie niż polecenie: „A teraz zdejmiemy ubranie". To tylko nieco inny sposób przekazania tej samej treści. Nie musisz rzeczywiście samemu zdejmować ubrania, a tylko przedstawić dziecku komunikat w taki sposób, żeby jego mózg zrozumiał, że chodzi o coś łatwego.

Prośba o współpracę

Drugą korzyścią płynącą z komunikacji kooperatywnej jest to, że kiedy dziecko rzeczywiście zrozumie prośbę dorosłego o współpracę, rośnie prawdopodobieństwo, iż odpowie pozytywnie. Wytłumaczenie tego zjawiska jest bardzo proste. Człowiek jest istotą społeczną. Lubi czuć towarzystwo innych i cieszy go otrzymywanie od nich pomocy oraz udzielanie jej. Mamy to w genach. Niektóre badania pokazują, że już w wieku półtora roku wykazujemy odruch pomagania tym, którzy potrzebują pomocy. Dziecko w tym wieku jest w stanie trafnie identyfikować przedmioty, których inna osoba nie potrafi dosięgnąć, a w miarę dalszego wzrostu nabiera ochoty na pocieszanie ludzi zasmuconych i na pomaganie innym, jeśli tylko zwrócą się do niego z taką prośbą. Ponadto skłonność ta jest znacznie silniejsza wśród członków tej samej rodziny. Twoje dziecko chce ci pomóc, chce z tobą być i dlatego będzie bardziej skłonne, żeby cię posłuchać, jeśli zwrócisz się do niego z prośbą i zaproponujesz mu współpracę. Jeśli chcesz, żeby twoje dziecko posprzątało zabawki, zamiast wydawać mu polecenie: „Posprzątaj zabawki", możesz spróbować sformułować prośbę: „Pomożesz mi posprzątać zabawki?".

Pomóż mu myśleć

Czasami dzieciom z trudem przychodzi podjąć współpracę z tego prostego powodu, że nie myślą tak samo, jak myśli mama albo tata. Ty możesz mieć świadomość, że zbliża się noc, dzieci nie zjadły jeszcze kolacji, a mają obiecaną lekturę jakiejś szczególnie ciekawej bajki. I zaczynają cię powoli ponosić nerwy. Żądasz od dzieci, żeby się trochę pospieszyły, podczas gdy one są idealnie szczęśliwe, zabawiając się w trakcie jedzenia. W takich sytuacjach bardzo użyteczne może się okazać zwrócenie ich uwagi na to, co stanowi przedmiot twojej troski. Możesz na przykład powiedzieć im coś takiego: „No patrzcie, robi się już trochę późno i jeśli się nie pospieszymy, możemy nie zdążyć do szkoły"; „Zobacz, twój braciszek jest bardzo zmęczony, bo nie spał po południu. Nie baw się z nim teraz, bo z byle powodu będzie płakał". Możesz też zadawać dziecku pytania, które pozwolą mu postawić się w twoim położeniu, na przykład: „Jak myślisz, jak by to można naprawić?" albo: „A co ty o tym sądzisz?". Jeśli zdołasz naprowadzić dziecko na swój własny tok rozumowania, lepiej zrozumie to, co czujesz i czego od niego oczekujesz. Prawdopodobieństwo, że zacznie z tobą współpracować, wzrośnie.

Zostaw mu swobodę wyboru

Wiem, że wielu rodzicom może się to wydać szaleństwem, ale prawda jest taka: im więcej swobody zostawimy dziecku, zamiast jednoznacznie je do czegoś zmuszać, tym większa jest szansa, że zrobi to, o co je prosimy. Każdy z nas lubi poczucie, że ma wolny wybór, złości się zaś, kiedy czuje, że jest do czegoś przymuszany. Z dziećmi jest dokładnie tak samo. Najlepiej współpracują wtedy, kiedy zostawiamy im swobodę. Trik polega częściowo na tym, że jeśli dzieci same podejmują decyzję, co chcą robić, nie będą potem mogły się na ciebie złościć czy wykłócać. A na dodatek lepiej współpracują, kiedy zostawia się im swobodę i pozwala, żeby czuły się szanowane i docenione. Zamiast mówić: „Masz wrzucić brudną bieliznę do kosza i włożyć piżamę", spróbuj zapytać: „Co wolisz zrobić najpierw: włożyć piżamę czy wrzucić brudne ubrania do kosza?". W ten sposób sytuacja, która normalnie jest dla dziecka trudna, przekształca się w coś pozytywnego. Możesz pozwolić dziecku wybrać, czy najpierw chce jeść zupę, czy rybę. Umyć zęby pastą dla dzieci czy dla dorosłych? Wykąpać się w wannie czy wziąć prysznic? – i tak dalej. Jest do podjęcia cała masa decyzji, dzięki którym dziecko będzie lepiej współpracowało i dodatkowo nauczy się dokonywać samodzielnych wyborów.

Zapamiętaj

Jeśli chodzi o nakłonienie dziecka do współpracy z dorosłym, różne style komunikacji mogą prowadzić do lepszych bądź gorszych rezultatów. Najskuteczniejszy rodzaj komunikacji potrafi zmienić zadanie, które trzeba wykonać, w pracę zespołową wymagającą współpracy. Takie podejście nakierowuje dziecko na tok myślenia dorosłego i pozwala mu poczuć się częścią mechanizmu decyzyjnego. Komunikacja kooperatywna nie jest metodą niezawodną, ale znacząco podnosi prawdopodobieństwo, że dziecko zdoła postawić się na miejscu dorosłego i zacznie z nim współpracować.

CZĘŚĆ III

Inteligencja emocjonalna

Rozdział 12

Kształcenie inteligencji emocjonalnej

„Jeśli twoje zdolności emocjonalne nie są rozwinięte, jeśli nie jesteś świadomy siebie samego, jeśli nie potrafisz panować nad swymi emocjami, które są dla ciebie źródłem stresu, jeśli w twoich relacjach brak jest empatii i czułości – nie zajdziesz daleko, niezależnie od tego, jak jesteś inteligentny".
DANIEL GOLEMAN

W spojrzeniach, uśmiechach, płaczu i złości dziecka łatwo można dostrzec, że jego mózg jest czymś znacznie bardziej czułym i emocjonalnym niż komputer. Mózg emocjonalny odgrywa naprawdę ważną rolę u dziecka, które kieruje się marzeniami, złością, pragnieniami, strachem... Dlatego rozumienie dziecięcych emocji, zdolność prowadzenia dialogu z nimi i wiedza o tym, jak można wspierać rozwój emocjonalny dziecka, stanowią w rękach rodziców ogromnie cenne narzędzie.

Znaczenie mózgu emocjonalnego znacznie wykracza poza jego rolę w trakcie pierwszych sześciu lat życia i w budowanych w tym okresie relacjach między rodzicami a dziećmi. Dzięki prowadzonym w ostatnich latach niezliczonym badaniom wiemy, że mózg emocjonalny odgrywa kluczową rolę także w życiu osób dorosłych. Weźmy na przykład twój przypadek. Nie znam cię wcale, a jednak nie potrafię sobie wyobrazić rodzica, który nie odczuwa intensywnych emocji, kiedy jego nowo narodzone dziecko otwiera oczy i po raz pierwszy na niego spogląda albo kiedy obejmuje maleńką rączką palec mamy lub taty, kiedy stawia pierwsze kroki bądź kiedy zasypia objęte rodzicielskimi ramionami. W chwili, w której w naszym życiu zjawia się dziecko, my, rodzice, zanurzamy się w prawdziwym tyglu z emocjami. W takich cudownych momentach kierowanie się emocjami jest oczywiste, ale niewiele osób rozumie wpływ mózgu emocjonalnego także na inne aspekty swojego życia. Mózg emocjonalny bierze udział we wszystkich naszych codziennych działaniach. Za każdym razem, kiedy kupujesz jakiś produkt, każdego ranka, kiedy wybierasz miejsce do siedzenia w autobusie czy tramwaju, kiedy decydujesz o przejściu – lub nieprzechodzeniu – na żółtym świetle albo dokonujesz wyboru, co chcesz zjeść na kolację, twój mózg emocjonalny przekazuje ci informacje, jakie uczucia wzbudza w nim każde z alternatywnych rozwiązań. Nie cofa się przed udziałem w najważniejszych życiowych decyzjach, takich jak wybór osoby, z którą mamy dzielić nasz los, uruchomienie ważnego projektu w firmie albo postanowienie o kupnie domu. Mózg emocjonalny rośnie i wywiera potężny wpływ – czasami przemożny – na mózg racjonalny. Wiemy, że większość decyzji podejmowanych przez nas w życiu opiera się na emocjach, a tylko niewielki ich procent na rozumowaniu. W tym sensie emocje mogą się kojarzyć z ciemną materią we wszechświecie: często pozostają niewidoczne, ale odpowiadają za dużą część – około 70% – podejmowanych przez mózg decyzji.

Jeśli jakaś idea w ostatnich dekadach wyszła ze świata psychologii, przekroczyła jej granice i zadomowiła się w naszym szerszym rozumieniu życia, to właśnie pogląd, że poza inteligencją formalną, czyli racjonalną, każdy człowiek wyposażony jest też w inteligencję emocjonalną. Od czasu, kiedy Daniel Goleman opublikował swoje sławne dzieło *Inteligencja emocjonalna*[4], popularność tej koncepcji i liczba jej zastosowań nieustannie rosną. Według Golemana, tak jak istnieje inteligencja racjonalna, której używamy przy rozwiązywaniu problemów logicznych, tak samo istnieje też inteligencja uczuciowa, która pomaga nam osiągać nasze cele i czuć się dobrze z samymi sobą i z innymi ludźmi. Jak już mówiliśmy, częścią mózgu ludzkiego jest obszar, który nazywamy mózgiem emocjonalnym i który odpowiada za emocjonalne rysy naszej osobowości. Jedną z najważniejszych zasług koncepcji inteligencji emocjonalnej jest docenienie znaczenia odczuć i emocji przeżywanych przez ludzi. Dziś – wreszcie! – doświadczanie zadowolenia jest równie ważnym znakiem inteligencji jak rozwiązywanie skomplikowanych problemów matematycznych.

Dzięki wieloletnim badaniom wiemy, że ludzie o silnie rozwiniętej inteligencji emocjonalnej nie tylko są szczęśliwsi, lecz także podejmują trafniejsze decyzje, odnoszą większe sukcesy w biznesie i są lepszymi przywódcami.

---

[4] Daniel Goleman, *Emotional Intelligence*, 1995; wydanie polskie: tłum. Andrzej Jankowski, Poznań 2012 – przyp. tłum.

W każdym obszarze życia, w którym ma się do czynienia z innymi ludźmi, ci, u których inteligencja emocjonalna jest silnie rozwinięta, mają znaczną przewagę. Ja sam nie mam co do tego żadnych wątpliwości: choć u nas w domu przywiązujemy duże znaczenie do zrównoważonego rozwoju umysłowego, w procesie wychowywania dzieci oboje z żoną czujemy szczególną słabość do aspektów emocjonalnych. Nie chodzi o to, że wydają nam się one bardziej zajmujące – chętnie zwracamy szczególną uwagę na rozwój emocjonalny naszych dzieci, między innymi ze względu na to, że skłaniają nas ku temu wyznawane przez nas wartości. A poza tym jako neuropsycholog wiem, że wszelki rozwój mózgu intelektualnego dokonuje się na fundamencie mózgu emocjonalnego.

Skoro wiemy już, jakie jest znaczenie inteligencji emocjonalnej zarówno dla dobrostanu dziecka, jak i dla jego umiejętności wchodzenia w relacje z innymi i osiągania własnych celów, to teraz warto zająć się tym, w jaki sposób można wzmacniać mózg emocjonalny dziecka. W niniejszej, trzeciej części książki będziemy rozmawiać o niektórych składnikach inteligencji emocjonalnej oraz o zasadach i strategiach pozwalających zasilać emocjonalny mózg dziecka.

Rozdział 13

Więź

„Dzieciństwo jest ogrodem,
w którym bawimy się w dorosłych".
ANONIM

Kiedy psycholodzy mówią o „więzi", mają na myśli relację, jaką dziecko ustanawia ze swoimi rodzicami, a także z otaczającym je światem. Świat dziecka jest niewielki. Każde dziecko wie, że jego mama jest najpiękniejsza, najlepsza i najmądrzejsza, a tata najsilniejszy i najodważniejszy ze wszystkich ojców świata. Dla dziecka rodzice są niebem, ziemią i punktem odniesienia we wszechświecie. To oni stanowią wzorzec służący do stworzenia obrazu otaczającego je świata. Jeśli dane ci było cieszyć się rodzicami pełnymi miłości, będziesz odbierać świat jako miejsce dobre i bezpieczne. Jeśli któreś z rodziców było nadmiernie autorytarne, twarde lub wymagające, prawdopodobnie uważasz się za osobę mało wartą, swoje problemy widzisz jako niezbyt istotne i nie jest ci łatwo poczuć satysfakcję z siebie samego i z innych. Dla wielu psychologów więź tworząca się między rodzicami i dziećmi jest fundamentem, bez którego nie da się zbudować szacunku dla siebie samego. Kiedy dziecko jest pewne siebie i czuje się bezwarunkowo kochane, wyrasta na osobę godną szacunku, zasługującą na to, żeby się dobrze czuć. Wspomaganie u dziecka szacunku dla samego siebie oznacza większe szanse na szczęśliwe życie w przyszłości. Przemyśl to dobrze: świat pełen jest ludzi, którzy mają wszystko i którzy mimo to czują się nieszczęśliwi. Możesz mieć dobrą pracę, przyjaciół, wspaniałe małżeństwo, dużo pieniędzy i cudowną rodzinę, a mimo to, jeśli nie odczuwasz szacunku dla siebie, jeśli siebie nie kochasz, nic z tego, co masz, nie będzie miało dla ciebie znaczenia ani nie przyniesie ci prawdziwego zadowolenia. Według mnie niewiele jest rzeczy ważniejszych niż pomaganie dziecku, żeby czuło się ze sobą dobrze. Dlatego w tym rozdziale, poświęconym rozwojowi mózgu emocjonalnego, przyjrzymy się sposobom budowania relacji, która pomoże dziecku rozwinąć w sobie szacunek dla samego siebie.

O znaczeniu więzi przekonują badania amerykańskiego uczonego Harry'ego Harlowa. Badacz ten rozpoczął pracę na Uniwersytecie Wisconsin, pragnąc pogłębić wiedzę na temat procesów uczenia się w dzieciństwie. Za obiekt swych badań wybrał makaki, które znacznie bardziej przypominają ludzi niż najczęściej stosowane w takich badaniach typowe zwierzęta laboratoryjne – szczury. Jak w każdym eksperymencie, jednym z najważniejszych warunków udanego badania jest kontrolowanie wszystkich zmiennych. W tym celu Harlow postanowił zbudować dla wszystkich zwierząt identyczne klatki, każde z nich trzymać przez tyle samo godzin w świetle i ciemności, jednakowo odżywiać i poić. Żeby zaś wyeliminować niekontrolowany wpływ matek, oddzielił wszystkie dzieci od matek w tym samym wieku. Choć w eksperymencie chodziło tylko o to, żeby makaki realizowały rozmaite zadania związane z uczeniem się, badacz dość szybko zdał sobie sprawę, że coś idzie nie tak. Małpy pozbawione kontaktu z matkami zaczęły wykazywać poważne problemy psychologiczne. Ponad jedna trzecia przesiadywała w kącie klatki, pogrążona w smutku i apatyczna. Kolejna trzecia część małp zachowywała się agresywnie: zwierzęta atakowały opiekunów bądź inne zwierzęta, demonstrowały niepokój, krążąc nerwowo po klatkach. Reszta zaś padła z lęku lub żalu. Obserwacje te były na tyle znaczące, że Harlow poświęcił resztę życia zawodowego na badanie zjawiska przywiązania do rodziców. W jednym ze swych najbardziej znanych doświadczeń dostarczał na noc małpom, które nie mogły widywać matek, szmaciane lalki. Wynik był fascynujący: małpy spały, trzymając lalki w objęciach, i właściwie nie wykazywały żadnych zaburzeń psychologicznych. Jeszcze więcej pokazał kolejny eksperyment, w którym badano, jak wielka jest siła przywiązania. Co noc Harlow pozwalał małpom zdecydować, w której z dwóch klatek chcą spać: w jednej znajdowała się lalka wykonana z drutu i trzymająca butelkę z ciepłym mlekiem, w drugiej była tylko należąca do danej małpy szmaciana lalka. Choć od karmienia małp mijało kilka godzin, wszystkie dzieci makaków dzień w dzień rezygnowały z mleka i spędzały noc z mamą-lalką.

Przeprowadzono wiele badań, których przedmiotem było znaczenie więzi dla rozwoju dziecka. Ale sądzę, że wystarczy opowieść o eksperymencie z małpami, żeby zrozumieć, jak krytyczną rolę dla zdrowego rozwoju mózgu emocjonalnego ma relacja między matką a dzieckiem. Można powiedzieć, że poczucie bezpieczeństwa, jakie dziecku daje przebywanie w ramionach taty lub mamy, jest podstawą, na której zbudowany jest cały rozwój emocjonalny. Bez pełnej zaufania i bezpieczeństwa więzi dziecko może mieć poważne trudności z wchodzeniem w relacje z innymi ludźmi i ze światem.

Można powiedzieć, że w tym sensie twoje dziecko jest uprzywilejowane. Poprzednie pokolenia nie wiedziały, jakie znaczenie dla zdrowego rozwoju emocjonalnego ma przywiązanie. Kiedy twoi rodzice cię wychowywali, nie towarzyszyła im tak jasna świadomość tego stanu rzeczy, między innymi dlatego, że oni sami z kolei byli wychowywani w zupełnie innym duchu. W czasie gdy twoi dziadkowie wychowywali swoje dzieci – czyli twoich rodziców – najpowszechniej obowiązujące teorie wychowawcze głosiły, że należy wzmacniać osobowość dzieci. Dyscyplina, twarda ręka i niewielkie dawki czułości były najczęstszą receptą na hartowanie charakterów. Wiele dzieci w młodym wieku trafiało do ośrodków medycznych, a ojcowie – zazwyczaj bardzo autorytarnie nastawieni – mieli pretensje do matek, że wykazują nadmierną miękkość. Na szczęście czasy się zmieniły i dziś znacznie lepiej rozumiemy, jak można pomóc dzieciom w ustanowieniu więzi ze światem opartej na zaufaniu i bezpieczeństwie.

Hormon przywiązania

Prawdziwa jedność rodziny nie zasadza się na więzach krwi, tylko na czułości i wzajemnym szacunku. W przypadku dziecka przywiązanie zaczyna się już w matczynym brzuchu – wiadomo, że od szóstego miesiąca ciąży płód rozpoznaje głos matki. Dopiero w trakcie narodzin dziecko przeżywa swą pierwszą chwilę rozstania z matką. Do tego czasu było z nią bez przerwy i dlatego niepotrzebne mu było poczucie własnego istnienia. Poród może być doświadczeniem całkiem odmiennym dla noworodka i dla matki. Mama naczytała się książek, uczęszczała na kursy, dzieliła się swymi marzeniami z partnerem, a przede wszystkim od miesięcy czekała, żeby poznać swoje dziecko. Ono z kolei nie miało pojęcia, co się ma wydarzyć. Na nikogo nie czekało ani nie żywiło w sobie przez te wszystkie miesiące żadnej nadziei na poznanie kogoś szczególnego. A jednak oboje – matkę i dziecko – jednoczy wspólne doświadczenie: poczucie najsilniejszej więzi, jakiej mogą doświadczyć dwie ludzkie istoty. To coś naprawdę silniejszego, niż przyszło ci przeżywać w chwili, kiedy myślałeś, że umrzesz, jeśli twoja narzeczona cię porzuci. Nie porównuj też tej więzi z poczuciem, że stanowisz prawdziwą jedność ze swoim partnerem, który na podarowanym ci dysku nagrał wszystkie piosenki, jakie najbardziej lubisz. Związku matki z dzieckiem nie da się z niczym porównać. Jest w nim coś magicznego, a część tej magii, która rodzi się wraz z narodzinami dziecka, jest dziełem pewnego hormonu – oksytocyny. Jest to hormon wydzielany w trakcie porodu, który między innymi pozwala matce znieść bóle porodowe. Być może nie wiesz jednak, że jest to też hormon miłości i że w trakcie porodu, a także bezpośrednio po nim, poziom oksytocyny w mózgu matki oraz dziecka osiąga maksymalne wartości. Dzięki temu dochodzi do zawiązania się wyjątkowej więzi między noworodkiem i matką. W kolejnych miesiącach mama i dzidziuś będą dzielić ze sobą chwile niezwykłej intymności i fizycznego kontaktu, szczególnie związanych z karmieniem piersią albo butelką, z uściskami, z wymienianymi spojrzeniami oraz ze słodkimi słowami matki, które pieszczą uszy dziecka. Kiedy to wszystko się dzieje, ojcowie też mogą budować swoją własną więź z dzieckiem – zmieniając pieluchy, spędzając z maleństwem czas i przejmując odpowiedzialność za codzienną kąpiel. Kontakt fizyczny i spojrzenia, które się przy tym wymienia, wzmacniają i cementują więź, która – o ile dba się o nią odpowiednio – trwa zwykle przez całe życie.

Stwórz bezpieczne otoczenie

Dziecko czuje się bezpiecznie, kiedy jego mózg wie, co będzie się działo. Codzienna rutyna bardzo pomaga mu w tym, żeby miało poczucie spokoju i bezpieczeństwa. Przestrzeganie mniej czy bardziej stabilnego rozkładu zajęć – ubierania się, karmienia, kąpieli i zasypiania – sprawia, że dziecko jest spokojniejsze, lepiej je i szybciej zasypia. Jeśli w pierwszych miesiącach życia dziecka zmieniamy mu pieluchę, ubieramy je i usypiamy w tych samych miejscach, a nawet używamy przy tym tych samych słów – pomagamy mu poczuć się bezpieczniej. Nie trzeba jednak – ani nie jest to zalecane – podchodzić do tego typu spraw z nadmierną sztywnością. Dla dziecka równie ważne jest wiedzieć, że jego otoczenie jest bezpieczne, jak i nauczyć się elastyczności oraz umiejętności przystosowywania się do zmian. Stały rozkład zajęć traktowany nienerwowo i elastycznie pomaga dziecku poczuć się w różnych sytuacjach spokojnie i bezpiecznie, natomiast sztywne podejście do codziennych zwyczajów może sprawić, że mózg dziecka zareaguje niepewnością w obliczu jakiejkolwiek, najdrobniejszej choćby zmiany.

Zajmij się potrzebami dziecka

Za sprawą stereotypów, biur podróży i hollywoodzkich filmów odczuwamy potrzebę, żeby koniecznie zabrać dzieci na wakacje do Disneylandu oraz spełniać wszystkie ich zachcianki, bo tylko wtedy nawiążemy z nimi wyjątkową więź. Nic dalszego od prawdy. Obok kontaktu fizycznego zasadniczym fundamentem przywiązania, które mogą budować ojcowie i matki, jest zaspokajanie najbardziej podstawowych potrzeb dziecka, takich jak dawanie piersi, przygotowywanie posiłków, ubieranie, mycie, kąpiel czy odprowadzanie do szkoły bądź wizyty u pediatry. Zajmowanie się potrzebami dziecka ma zasadnicze znaczenie, jeśli chcemy dać mu poczucie bezpieczeństwa i stworzyć między sobą nić przywiązania. Choć to podejście może się wydawać dość materialistyczne, zaspokajanie takich potrzeb jest niezbędne dla przetrwania dziecka. Nie potrafi ono samo o nie zadbać i dlatego jego mózg identyfikuje osoby, które się tym zajmują – i przywiązuje się do nich. W tym kontekście ważne jest, żeby zarówno tata, jak i mama zajmowali się dziećmi osobiście, bowiem najprostsze opiekuńcze gesty stają się tworzywem, z którego dziecko lepi swoje poczucie bezpieczeństwa oraz pełną miłości relację z rodzicami i z otaczającym je światem.

Nie przestawaj szukać kontaktu fizycznego

Dziecko stopniowo robi się coraz większe. Już nie jest karmione piersią, nie potrzebuje, żeby rodzice nosili je na rękach, bo samo potrafi chodzić, a nawet samodzielnie wejść do łóżeczka. Wyobrażasz sobie dzień, w którym już nie da ci buziaka? Dzień, w którym poczuje wobec ciebie taką obojętność, że nie będzie mu się chciało cię odwiedzić i przyprowadzić twoje wnuki? To oczywiste: nie chcesz o czymś takim nawet myśleć! Wszyscy ojcowie i wszystkie matki marzą o trwającej całe życie szczególnej relacji z dziećmi. Zbudować taką relację jest łatwo, ale więź trzeba nieustannie wzmacniać. W miarę wzrostu dziecka jego mózg nadal potrzebuje obecności mamy i taty, obecności, która wpływa na podwyższenie poziomu oksytocyny. Tak naprawdę wszyscy potrzebujemy towarzystwa innych, żeby poczuć się bezpiecznie. Kto nie czuje się dobrze, jeśli się go serdecznie obejmuje? Masz do dyspozycji wiele sposobów, żeby nie stracić kontaktu fizycznego z dzieckiem i nadal umacniać więź, na której zawsze ci zależało. Za każdym razem, kiedy trzymasz dziecko w ramionach, szczotkujesz mu włosy, ściskasz je albo odprowadzasz za rękę do szkoły, w waszych mózgach wydziela się oksytocyna, dzięki której stajecie się sobie coraz bliżsi. Niesienie sobie pomocy i wzajemne wspieranie się także generuje wydzielanie się oksytocyny, ale nic tak nie umacnia więzi opartej na zaufaniu, jak kontakt fizyczny. A jednym z najlepszych sposobów realizowania tego kontaktu jest wspólna zabawa. Siądź na podłodze i pozwól, żeby dzieci się na ciebie wdrapywały, ugniatały cię i obejmowały. Wymyślaj zabawy, w których w cywilizowany sposób będziecie się łapać, siłować albo gryźć. Ulubioną rozrywką moich dzieci jest zabawa w ściskozaura: tata przeistacza się w niej w straszliwego dinozaura, który myśli tylko o tym, jak ścisnąć dzieci. Posadź dzieci na swoich kolanach i czytaj im dużo, dużo bajek, dawaj wyraz czułości, całując je i ściskając za każdym razem, kiedy zostawiasz je w szkole albo wychodzisz z domu do pracy. Traktuj te drobne gesty jako cegły, z których budujecie zamek waszej przyszłej wzajemnej relacji.

Rozmawiaj

Wszyscy rodzice chcą, żeby dzieci dzieliły się z nimi swoimi doświadczeniami, niepokojami, marzeniami. Dlatego kiedy tylko dzieci wyjdą ze szkoły, zasypują je pytaniami o to, co się dzisiaj wydarzyło. Ale kiedy dziecko kończy sześć lat, czuje się już zmęczone informowaniem matki o wszystkich wydarzeniach długiego dnia i o swoich działaniach. Nikt nie lubi być przesłuchiwany ani czuć, że jednostronnie dzieli się swoimi sprawami osobistymi. Strategią bardziej skuteczną niż „przesłuchanie" dziecka jest poszukiwanie wzajemnej komunikacji. To naprawdę proste, trzeba tylko dzielić się również własnymi doświadczeniami, niepokojami i marzeniami. Kiedy przychodzisz do szkoły, żeby odebrać dziecko, kiedy wracasz do domu z pracy albo kiedy nadchodzi pora kolacji, możesz przełamać lody, opowiadając anegdotę dotyczącą twojego dnia. Nie są do tego potrzebne jakieś szczególne historie, może to być coś całkiem prostego. Na przykład: „Jadłem dziś w pracy makaron" albo: „Rano, kiedy szedłem do pracy, widziałem takieeego wielkiego psa". Pomyśl, że jeśli ty będziesz się dzielić z dzieckiem swoimi wyjątkowymi przeżyciami, ono będzie się odwzajemniać. Jeśli na dodatek – oprócz opowiadania o swoich własnych przeżyciach – zdołasz wejść w świat dziecka i spędzić w nim jakiś czas, konwersując o rzeczach, które naprawdę je interesują, na przykład o postaciach z jego ulubionych kreskówek albo o imionach lalek, twój syn czy córka naprawdę polubią rozmowę z tobą, bo poczują, że jest to relacja równościowa i wzajemna.

Wyspa obojętności

W rozdziale poświęconym empatii mówiliśmy o „wyspie" – obszarze mózgu ukrytym w głębokich bruzdach, będącym kluczem do dialogu między mózgiem racjonalnym i emocjonalnym. Jednym z zasadniczych zadań wyspy jest zrozumienie nieprzyjemnych doznań i nadanie im sensu. Obszar ten szybko ulega stymulacji pod wpływem odrażających bodźców zapachowych lub smakowych, na przykład wówczas, gdy wąchamy lub kosztujemy zepsutą żywność. Kiedy obszar ten zostaje zaktywowany, czujemy obrzydzenie. Natychmiast odwracamy głowę, zatykamy nos, żeby odciąć zmysł węchu, i wysuwamy język, żeby pozbyć się z ust paskudztwa, które się tam dostało. W funkcjonowaniu wyspy jest jedna dziwna rzecz, i to ona właśnie jest powodem, dla którego teraz o niej mówię: dopiero od kilku lat wiemy, że obszar ten ulega aktywacji również wtedy, kiedy dziecko albo dorosły wyczuwa fałsz lub niesprawiedliwość. Brzmi to wręcz sensacyjnie: poczucie obrzydzenia, które nas odpycha od rzeczy mogących stanowić zagrożenie dla organizmu, jest pokrewne poczuciu nieufności, odstręczającemu nas od osób mogących nam wyrządzić psychologiczną krzywdę.

Każdy wie, że kłamstwo jest złą polityką. Niemniej jednak wielu rodziców ucieka się do kłamstewek, żeby osiągnąć swoje cele: żeby dziecko zasnęło, zjadło posiłek, było posłuszne. Może tu chodzić o stare sztuczki, takie jak straszenie Babą-Jagą, albo o drobne kłamstwa, jak powiedzenie, że sklep już jest zamknięty, kiedy nie chce nam się iść po lalkę, którą obiecaliśmy dziecku. Jeśli chcesz zachować bliską więź z dziećmi i pomóc im zbudować zaufanie do samych siebie i do świata, unikaj niedotrzymywania słowa i posługiwania się kłamstwem, żeby osiągnąć to, o co ci chodzi. Mózg nie może poczuć, że w pobliżu jest ktoś, kto kłamie albo nie dotrzymuje obietnic: jego reakcją na takie zachowania jest wstręt i nieufność. W relacjach rodzice-dzieci złamanie danego słowa albo kłamstwo prowadzą do psychologicznego oddalenia się dziecka od matki czy ojca. I odwrotnie: rodzice, którzy nie ukrywają niczego za kłamstwem i którzy dotrzymują słowa, potrafią zbudować z dziećmi trwałe więzi. Nie tylko o to zresztą chodzi. Zgodnie z wynikami niektórych badań prawdopodobieństwo, że dziecko zachowa się posłusznie, jest dwukrotnie większe, jeśli osoba, która je o coś prosi, zasługuje na zaufanie, ponieważ dotrzymuje słowa. A więc informacja dla wszystkich mam i ojców pragnących zbudować silną i trwałą więź ze swoimi dziećmi – dobra polityka polega po prostu na dotrzymywaniu danego słowa. Warto zwracać uwagę na zawarte umowy i traktować priorytetowo wywiązywanie się z nich. Aby to osiągnąć, wystarczy przestrzegać pewnej prostej reguły: nie obiecywać niczego, czego nie zdoła się spełnić – i spełniać obietnice, które już zostały dane.

Niech dziecko czuje się osobą cenioną

Czasami my, rodzice, zachowujemy się w codziennym życiu jak straszliwi nudziarze. „Wypij mleko". „Włóż buty". „Nie bij brata". „Nie zdejmuj butów". „Wyłącz telewizor". I tak dalej. Oczywiście jakakolwiek relacja, w której jedna ze stron przez cały dzień wydaje polecenia albo udziela instrukcji drugiej, nie ma przed sobą przyszłości. Jestem pewien, że według ciebie twoje dziecko jest wspaniałą osobą, i dlatego ważne jest, żeby skierować do niego taki właśnie komunikat. Ten przekaz powinien być w waszych rozmowach silniej zaznaczony niż informacja, czy buty należy założyć czy zdjąć. Sformułuję tu maksymę, którą każdy rodzic może bez trudu wprowadzić w życie w stosunkach ze swoimi dziećmi:

> „Niech pod koniec każdego dnia liczba zdań pozytywnych, którymi obdarowałeś dziecko, znacznie przewyższa liczbę wydanych poleceń, instrukcji i komentarzy negatywnych".

Kiedy dowiedziałem się, że mam zostać ojcem, zadałem sobie pytanie, w jaki sposób mógłbym jak najwięcej skorzystać na swoim ojcostwie. Natychmiast przyszedł mi do głowy taki oto obraz: moje dzieci przybiegają, żeby powitać mnie w drzwiach mieszkania, krzycząc: „Tataaa!!". Teraz, pięć lat później, mogę z satysfakcją stwierdzić, że marzenie się spełniło. Jak to osiągnąłem? Starałem się, żeby każde z moich dzieci poczuło, że jest naprawdę cenną osobą. Wiem już, że takie właśnie są. Wiem też, że i ty masz to samo przekonanie o swoich dzieciach, ale czy rzeczywiście dajesz im to odczuć? Ja staram się stosować bardzo prostą receptę. Patrzę na nie, jakby były prawdziwym skarbem. Uśmiecham się do nich. Spędzam z nimi każdą chwilę, którą mogę im dać. Uwzględniam je w swoich planach, żeby wiedziały, że przebywanie z nimi jest dla mnie przywilejem. Okazuję im i mówię, że zachwyca mnie to, jakie są. No i moja tajna broń: za każdym razem, kiedy wchodzę do domu, rzucam płaszcz na podłogę, padam na kolana i głośno wykrzykuję ich imiona. Wtedy przybiegają się przywitać i obdarowują mnie tą samą czułością, którą i ja im daję. Nie spodziewaj się, że twoje dzieci zaczną cię wielbić, jeśli wcześniej nie będziesz im każdego dnia dawał odczuć, jak bardzo są szczególne. Sekret relacji z dziećmi, o jakiej zawsze marzyłeś, jest jeden: trzeba ją z nimi budować codziennie.

Zapamiętaj

Pozytywna i bezpieczna więź z dzieckiem jest niezbędna dla jego rozwoju umysłowego. Wiara w siebie samego i w świat, w którym żyjemy, stanowi fundament rozbudowanej inteligencji emocjonalnej. Aby do niej dojść, jak najczęściej bierz dziecko w ramiona i całuj je, spędzaj z nim czas i rozmawiaj w sposób pełen wzajemnego szacunku. Staraj się nie zawodzić jego zaufania i pozwól mu czuć się wyjątkową osobą.

Rozdział 14

Zaufanie

„Ojciec dał mi najcenniejszy prezent, jakim można obdarować dziecko. Uwierzył we mnie".
JIM VALVANO

Prawdopodobnie jednym z najlepszych prezentów, jakie możemy zrobić swemu dziecku, jest zaufać mu. Nikt nie potrafi zajść dalej niż człowiek, który poczuł w sobie siły, by osiągnąć to, co zamierzył. Jak powiedział [Franklin Delano] Roosevelt: „Jeśli masz zaufanie do siebie samego, masz już pół drogi za sobą". W poprzednim rozdziale mówiliśmy o tym, jak dobra więź z rodzicami może pomóc dziecku w budowaniu szacunku dla samego siebie. Drugą stroną tego medalu jest zaufanie. Trudno mówić o szacunku, jeśli nie towarzyszy mu wystarczająco duża dawka zaufania.

Dziecko wzrastające w atmosferze zaufania wyrośnie w przyszłości na osobę, która dobrze się czuje i ze sobą, i z innymi, a także jest pewna podejmowanych decyzji. Taka osoba potrafi zarówno wybuchnąć niczym nieskrępowanym śmiechem, jak i poczuć w sobie wewnętrzną siłę, by dojść do każdego postawionego przed sobą celu. Jestem pewien, że nie ma takiej matki, ojca czy nauczyciela, którzy nie chcieliby widzieć, jak w ich dzieciach czy uczniach rozwija się pewność siebie i wiara w możliwość spełniania własnych marzeń. A jednak – jak się wkrótce przekonasz – czasami to właśnie my, wychowawcy, siejemy w mózgach dzieci ziarna wątpliwości. W tym rozdziale przyjrzymy się pewnym postawom: takim, które wzmacniają w dziecku zaufanie i pewność, oraz takim, które w tym przeszkadzają.

Wiadomo, że o zaufaniu do pewnego stopnia decydują czynniki genetyczne. Na chromosomie 17. znajduje się gen, który każdemu z nas daje predyspozycje do mniejszej czy większej pewności siebie. Zdarzają się dzieci, które zachowują się przebojowo, i dzieci, które są nieśmiałe. Niektóre już w wieku trzech lat potrafią poprosić dalekiego krewnego o łyk coca-coli, inne jako pięciolatki chowają się wstydliwie przed ukochanym wujkiem. Pewne dzieci umieją energicznie powiedzieć „NIE", a inne kryją się ze swoimi opiniami. Niektóre pięciolatki organizują własną ekipę piłkarską, podczas gdy inne nie są w stanie podniesieniem ręki zgłosić się, żeby je do tej drużyny wybrano. A jednak istnieje zdumiewające zjawisko: w sprzyjających warunkach każde dziecko staje się pewne siebie. Gdy znika osoba, która zorganizowała drużynę, na jej miejsce pojawia się ktoś inny. Gdy wychodzi starszy brat, młodszy okazuje się bardziej zdecydowany i odpowiedzialny. I podobnie, gdy nie ma mamy albo gdy znikają koledzy równolatki, a w towarzystwie pojawiają się młodsi, wszystkie dzieci zyskują na pewności siebie. Świadczy to o tym, że każde dziecko ma możliwość osiągania wysokiego poziomu wiary w siebie. Potrzeba tylko odpowiednich warunków: dzieci muszą czuć swoją odpowiedzialność i zaufanie tych, którzy je otaczają.

Pozbawianie dziecka pewności siebie

Bardzo często brak pewności u dzieci ma swój początek w niskiej ufności rodziców względem siebie samych. Przykładowy scenariusz, który dobitnie opowiada o przyczynach braku pewności siebie u dziecka, zaczyna się pierwszego dnia, kiedy mama odprowadza je do żłobka. Każda matka, która po raz pierwszy pozostawia dziecko w obcych rękach, doświadcza głębokiego poczucia nieufności. W większości przypadków nie chodzi o to, że mamy nie ufają wychowawcy – gdyby bowiem tak było, nikt nigdy nie zostawiłby swojego maleństwa w żadnej placówce. Chodzi raczej o bezbrzeżny niepokój (całkiem naturalny), że dziecko sobie nie poradzi, nie wytrzyma pierwszego dnia bez matki. Instynkt opiekuńczy rodzi rozmaite lęki dotyczące bezpieczeństwa małego i sprawia, że matka nabiera poważnych wątpliwości, czy dziecko bez niej przetrwa.

Jak dotychczas nie powstały chyba żadne statystyki mówiące o liczbie dzieci, które nie poradziły sobie z pierwszym dniem w żłobku. Wychowawcy starają się ograniczyć czas tego pierwszego rozstania do godziny lub dwóch, ale stopniowo dzieci – jedno po drugim – coraz lepiej i pewniej adaptują się do nowego otoczenia. Maria Montessori powiedziała kiedyś: „Nie powinniśmy nigdy pomagać dziecku w zadaniu, które potrafi rozwiązać samo". Niewątpliwie jedną z rzeczy najbardziej szkodliwych z punktu widzenia pewności siebie dziecka jest nadgorliwość rodziców i nadmiar opiekuńczości. Wiem, jak trudno jest nie wtrącić się, kiedy widzimy, że nasze dziecko zaraz się na czymś potknie, albo kiedy uświadamiamy sobie, że ma ono stawić czoło sytuacji, z którą poradziłoby sobie lepiej z naszą niewielką pomocą. A jednak to właśnie w takich sytuacjach mózg dziecka najbardziej potrzebuje naszego zaufania. Kiedy dziecko staje przed jakimś wyzwaniem, przed testem, który niekoniecznie musi zdać śpiewająco, jego mózg wchodzi w stan właściwy dla sytuacji konfrontacyjnych.

Są w mózgu dwa główne obszary, o których trzeba pamiętać, rozważając kwestię pewności siebie. Pierwszym z nich jest ciało migdałowate będące jedną z najważniejszych struktur mózgu emocjonalnego. Działa ono jak alarm, który wzbudza się za każdym razem, kiedy mózg wykrywa sytuację zagrożenia. Drugim obszarem jest płat czołowy, który jako struktura mózgu racjonalnego sprawuje funkcje kontrolne, umożliwiając dziecku pokonanie strachu i dalsze działanie. W rozważaniach o zakreślaniu granic pisałem, że płat czołowy w pewien sposób może wyznaczyć granicę dla strachu. A więc za każdym razem, kiedy stajemy wobec sytuacji zagrożenia, te dwa obszary mózgu zaczynają się siłować, żeby rozstrzygnąć, który będzie górą. Jeśli zwycięży ciało migdałowate, dziecko będzie odczuwać lęk. Jeśli płat czołowy – strach zostanie pokonany.

Przypuśćmy, że dziecko, które od kilku miesięcy umie już chodzić, oddala się w stronę ławki w parku, żeby się na nią wspiąć. W takiej sytuacji możliwe są trzy scenariu-

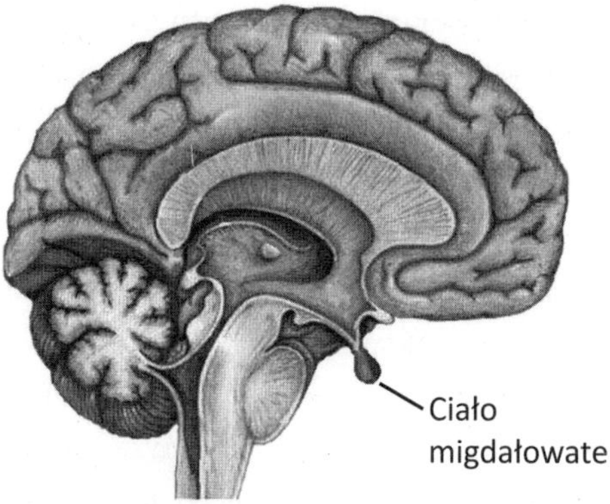

Ciało migdałowate
- Wykrywanie zagrożeń.
- Uruchamianie sygnałów alarmowych.
- Odczuwanie strachu.
- Pamięć o strachu.

sze: 1) tata nie interweniuje; 2) interweniuje spokojnie; 3) interweniuje przerażony. Jeśli tata – lub mama – nie podejmują żadnego działania, mózg dziecka pozostaje w stanie skupienia i uwagi, choć może się ono potykać lub czuć pewien niepokój. Jeśli rodzice się wtrącą, odbiorą dziecku rolę sprawczą. Jego mózg emocjonalny nie będzie odczuwał spokoju, ponieważ to nie dziecko panuje nad sytuacją. Nauczy się raczej, że konieczna jest obecność taty lub mamy, żeby poczuć się dobrze. Jeśli mama krzyknie, tata podbiegnie do dziecka albo dziecko odkryje na twarzach rodziców wyraz przerażenia, w mózgu wyzwoli się sygnał alarmowy. W takim przypadku ciało migdałowate zostanie zaktywowane i dziecko natychmiast poczuje strach.

Czuję strach, ale go kontroluję.	Mój mózg wie, że może zapanować nad strachem.
Czuję strach, ale go nie kontroluję. Rodzice zawsze mi pomagają.	Tylko rodzice mogą zapanować nad moim strachem.
Czuję strach, rodzice też. Jestem spanikowany.	Powinienem odczuwać strach, bo świat jest niebezpieczny.

W związku z tymi zależnościami – niezależnie od punktu, z którego wychodzi dziecko – wiara w siebie, którą będzie odczuwało, zależy bezpośrednio od zaufania, jakie okazują mu rodzice. Jeśli rodzice spędzają cały dzień na zamartwianiu się o jego zdrowie, bezpieczeństwo czy samopoczucie, jego mózg zrozumie tylko dwie rzeczy: że świat jest niebezpieczny i że ono samo w najmniejszym nawet stopniu nie jest w stanie stawić czoła życiu. W obliczu jakiegokolwiek wyzwania czy nowej sytuacji będzie odbierało w swym ciele migdałowatym sygnały alarmowe, które sprawią, że zareaguje strachem – szukając możliwości ucieczki przed kłopotem i chowając się za spódnicą mamy. Z kolei te dzieci, którym rodzice okazują więcej zaufania, będą w stanie zaktywować w swoich mózgach obszary potrzebne do konfrontacji i zachowają spokój nawet w niepewnych warunkach.

Zwykle pokazuję rodzicom poniższy wzór, który pozwala im sobie uświadomić, jak ważne jest okazywanie dziecku zaufania, jeśli chce się mu pomóc w budowaniu wiary w siebie:

$$\mathbf{ZD} = (\mathrm{ZRoD})^2$$

Zaufanie dziecka (ZD) jest równe zaufaniu, jakie okazują mu rodzice (ZRoD), podniesionemu do kwadratu.

Jeśli chodzi o zaufanie, od dawna przytacza się starą opowieść o dwóch braciach – w wieku siedmiu i pięciu lat – którzy zostali uwięzieni w domu przez pożar, po tym jak nieodpowiedzialna matka zostawiła ich samych. Chłopcy nie zdawali sobie sprawy z niebezpieczeństwa do chwili, gdy płomienie dotarły do drzwi ich sypialni. W jakiś sposób udało im się otworzyć okno, opuścić ciężką drabinę pożarową i zejść po niej w bezpieczne miejsce na ulicy. Kiedy sąsiedzi i gapie pytali, w jaki sposób małe dzieci zdołały poradzić sobie z tak trudnymi zadaniami, dowódca ekipy strażackiej odpowiedział bez żadnych wątpliwości: „Udało im się, bo nie było w domu żadnego dorosłego, który by im powiedział, że nie dadzą sobie rady".

Wiem, że czasami okazywanie zaufania jest rzeczą trudną. Z punktu widzenia ojca – a jeszcze częściej z punktu widzenia matki – dziecko jest istotą bezbronną, którą trzeba chronić. Szczególnie w moim przypadku jest to najtrudniejsza część bycia ojcem. Zawsze, kiedy mam w tej sprawie wątpliwości, przypominam sobie podstawową zasadę opisaną powyższym wzorem i obserwuję, co się wydarzy. Na początku zeszłego lata zauważyłem, że moi synowie stracili wiarę w siebie, co było widoczne szczególnie wtedy, gdy znajdowali się w parku w otoczeniu innych dzieci. Rozmawialiśmy o tym z żoną, poza tym przez kilka dni zastanawiałem się nad swoimi obserwacjami. Raz czy drugi przyszła mi do głowy stara prawda, że dziecko jest jak drzewo, którego przeznaczeniem jest pełny rozwój, i natychmiast zrozumiałem, że nasi synowie potrzebują od nas trochę więcej zaufania. Niezwłocznie przedyskutowaliśmy to z żoną. Choć doszedł do głosu jej instynkt opiekuńczy, a ja bałem się, że przez resztę tygodnia będę musiał spać na kanapie, postanowiliśmy przeprowadzić w parku pewien eksperyment. Zazwyczaj co pewien czas podchodziliśmy do naszych synów, żeby im założyć albo zdjąć bluzy, poprosić, żeby nie włazili w pewne miejsca, i zaproponować im zabawę z nami. Tego dnia zdecydowaliśmy, że spędzimy popołudnie w parku, nie wypowiadając do nich absolutnie ani jednego słowa. Było cudownie! Dzieci przychodziły do nas i odchodziły, prosiły o swetry, kiedy robiło im się zimno, i o wodę, kiedy chciało im się pić. A przy tym odważały się wspinać w miejsca, które normalnie napawały je lękiem, i zaprzyjaźniły się z gromadą dzieci w różnym wieku, z którymi biegały i się bawiły. Naprawdę cieszyły się obecnością innych dzieci – od dawna już nie widzieliśmy ich tak uradowanych. Mogłem raz jeszcze stwierdzić, że okazywanie zaufania, spokój i dyskretna obserwacja gwarantują wspaniały spektakl, w którym dziecko najczęściej „rozpakowuje się", demonstrując wiarę w siebie. Tamtego lata przerobiliśmy ważną lekcję, jeśli chodzi o okazywanie zaufania: im mniej się wtrącasz, tym lepiej. Poniżej zamieszczam tabelę z sytuacjami, w których lepiej jest pozwolić dziecku działać swobodnie, i takimi, w których interwencja rodziców jest niezbędna.

Sytuacje, w których dziecka nie trzeba chronić	**Sytuacje, w których powinniśmy dziecko chronić**
• Kiedy bawi się samo i jest zajęte. • Kiedy bawi się z innymi dziećmi. • Kiedy wchodzi w interakcje z innymi dorosłymi. • Kiedy podjęło jakąś decyzję (choć mogłaby być lepsza). • Kiedy grozi mu niewielkie uderzenie czy upadek. • Kiedy może się zadrapać lub przestraszyć. • Kiedy wdaje się w drobne kłótnie z rodzeństwem albo kolegami.	• Kiedy może sobie zrobić krzywdę lub ulec wypadkowi. • Kiedy grozi mu śmierć. • Kiedy może spożyć truciznę. • Kiedy znajduje się w sytuacji, w której pojawiła się agresja fizyczna. • Kiedy znajduje się w sytuacji, w której może zostać wykorzystane.

Formułuj pozytywne przekazy

Kolejna dobra strategia pomagająca budować w dziecku zaufanie do samego siebie polega na wysyłaniu pozytywnych przekazów. Jak już widzieliśmy w części poświęconej narzędziom, przekazy negatywne („Jesteś leniwy", „Źle to robisz") nie pomagają dziecku zachowywać się lepiej, a raczej przeciwnie – mogą wywoływać niepokój i podkopywać szacunek do siebie. Korzystaj raczej ze wzmocnień: kiedy dziecko poprawia swoje własne dokonania, dawaj mu pozytywne przekazy. Na przykład wtedy, kiedy skutecznie robi coś naprawdę trudnego albo kiedy jest szczególnie skupione, stara się, daje dowody odwagi, albo kiedy po prostu udaje mu się zrobić coś, czego nie potrafiło zrobić rok wcześniej. Przekazuj mu komunikaty typu: „Byłaś bardzo dzielna", „Świetnie się skoncentrowałeś", bo one pomagają uwierzyć w siebie. W tym kontekście istotne jest, żeby pamiętać o następującej zasadzie: ważniejsze niż pochwała za rezultat jest docenienie wysiłku dziecka. Wiemy, że kiedy pochwalimy wynik starań (na przykład „Świetnie poradziłeś sobie z tą układanką"), neurony w mózgu dziecka odpowiedzialne za zdobywanie nagród będą szukać innych zadań, które dziecko mogłoby zrealizować równie dobrze, bo zostały nauczone, że pochwała przychodzi wraz z dobrym rezultatem. Kiedy zaś zdarzy się, że rezultat nie będzie taki, jakiego dziecko oczekiwało, zacznie ono unikać zadań skomplikowanych albo takich, które wiążą się z ryzykiem niepowodzenia. Rozczarowanie dziecka przyjmie nieproporcjonalne rozmiary i może doprowadzić nawet do unikania za wszelką cenę trudnych wyzwań. Kiedy jednak chwali się dziecko, doceniając także inne czynniki – bardziej interesujące z punktu widzenia tego, co dzieje się w jego mózgu – na przykład stopień skoncentrowania, pomysłowość przy rozwiązywaniu problemu, radość z wykonywania zadania czy włożony w to wysiłek – dziecko zacznie szukać wyzwań troszkę trudniejszych. Dzięki nim będzie mogło kontynuować swoje wysiłki, doskonalić się i cieszyć umiejętnością myślenia, koncentracji i rozwiązywania problemów. Aż do końca lat 70. XX wieku uważano, że najlepszym sposobem motywowania dzieci jest wychwalanie ich wysiłków. Przeprowadzono wiele badań, w których usiłowano odnaleźć najlepszy zwrot czy przekaz, który najskuteczniej wzmacnia motywację i pewność siebie dziecka. Dziś wiemy już, że nie ma idealnej formuły, ponieważ w różnych sytuacjach różne dzieci dążące do jakichś celów mogą się posługiwać innymi rodzajami umiejętności. Kluczem jest podkreślanie tych właśnie umiejętności, które dziecko w danej chwili wykorzystuje w praktyce, i wspieranie dziecka także wtedy, gdy stosuje narzędzia, których normalnie nie zwykło się używać w danej sytuacji. Żeby wcielić tę zasadę w życie, trzeba jedynie uważnie obserwować dziecko borykające się z jakimś zadaniem i zadawać sobie proste pytania: W jaki sposób udało mu się otworzyć to pudełko? Czy dzięki uporowi? Pomysłowości? Jak zachowywało się, robiąc ten rysunek? Czy zwracało uwagę na szczegóły? Skupiało się? Starało się nie wyjść poza linię? Czy bawiła je ta praca? W gruncie rzeczy nie musisz za bardzo szaleć ze swoim zachwytem ani urządzać wielkiego przedstawienia, bo mózg dziecka i tak już wie, jak dotarł do celu, i odczuwa z tego powodu satysfakcję. Właściwie wystarczy, że nie będziesz nagradzać wyłącznie rezultatu, a docenisz także wysiłek, skupienie i wytrwałość – o ile dziecko te cnoty istotnie wykazało.

Odpowiedzialność

Odpowiedzialność to niezbywalny element naszego istnienia. Choćby życie wydawało nam się czymś nie wiadomo jak pięknym i cennym, natura uczy nas, że ma ono też swoją twardszą i okrutniejszą stronę – tę związaną z walką o przeżycie. Nie istnieje takie żywe stworzenie, które nie musiałoby walczyć albo zabiegać o pokarm czy schronienie po to, żeby przetrwać. Często w swoim gabinecie przyjmuję osoby dorosłe, dla których każda, nawet drobna odpowiedzialność wiążąca się z życiem codziennym stanowi źródło cierpienia. Praca, przygotowywanie posiłków, opłacanie rachunków czy opieka nad dziećmi to dla nich po prostu zbyt trudne wyzwania. W takich przypadkach zadaję sobie pytanie, w jakim stopniu ludzie ci byli wychowywani w poczuciu odpowiedzialności nierozerwalnie związanej z wielkimi i drobnymi zadaniami, które trzeba w życiu rozwiązywać. Dla wielu samo słowo „odpowiedzialność" zawiera w sobie ładunek czegoś szorstkiego, nieprzyjemnego. Czasami w trakcie moich prelekcji słuchacze pytają, czy nie jest nadmiernym obciążeniem dla dwuletniego dziecka przypisywanie mu jakiejś odpowiedzialności. Odpowiadam całkowicie szczerze: uważam, że nie jest. Z mojego punktu widzenia odpowiedzialność nie jest niczym innym, jak zajmowaniem się samym sobą, a wychowanie w poczuciu odpowiedzialności to wspaniała okazja nauczenia dzieci, żeby dbały o siebie i umiały doceniać swoją wartość.

Odpowiedzialność to doskonały sposób rozwijania u dziecka wiary w siebie. Każde dziecko może podjąć się odpowiedzialności za wiele zadań związanych z jego wychowaniem i opieką nad nim. Im wcześniej zacznie sobie zdawać z tego sprawę, tym łatwiejsze to dla niego będzie i tym większego zaufania nabierze do własnych zdolności. Najciekawsze jest to, że dzieci uwielbiają czuć się odpowiedzialne. Jest to dla nich okazja do odkrywania nowych rzeczy i do nauki, jak panować nad otoczeniem. Można zacząć tę naukę już od chwili, kiedy dziecko zaczyna chodzić. Podobnie jak to się dzieje w przedszkolu, dzieci mogą – a moim zdaniem wręcz powinny – pomagać w porządkowaniu zabawek czy wyrzucać brudną pieluchę do odpowiedniego kosza na śmieci.

Jako że mieszkamy bardzo blisko przedszkola, każde z trójki moich dzieci zaczęło do niego chodzić pieszo w wieku jednego roku. Ze względu na dziecięce tempo trzy minuty potrzebne na pokonanie dwóch skrzyżowań, które dzielą nas od przedszkola, zamieniały się w piętnaście lub dwadzieścia minut. Ale żadne z nich się nigdy nie skarżyło. Częściowo może dlatego, że w wieku dwunastu czy trzynastu miesięcy dzieci nie umieją mówić, ale chyba także i dlatego, że bawiły je te poranne spacery. Kiedy dzieciaki docierały już do przedszkola, zawsze wchodziły do środka jako pierwsze. Pomagałem im, starałem się dodawać im odwagi i towarzyszyłem im, trzymając je za ręce, ale to zawsze one pierwsze stawiały stopę w sali przedszkolnej, zawsze pierwsze przekraczały próg. Po prostu dlatego, że nie jest moim zadaniem wpychanie ich do sali – wchodzenie tam jest ich własnym zadaniem. To tylko drobny przykład, który ma pokazać, że odpowiedzialność jest czymś, do czego można przyzwyczajać małymi kroczkami od najwcześniejszego wieku. W miarę jak dzieci rosną, można je uczyć wrzucania brudnych ubrań do odpowiedniego pojemnika, odnoszenia kubka po skończonym śniadaniu i sprzątania tego, co nabałaganią – na przykład ścierania rozlanego na stole mleka. To nie jest żadna kara, jeśli w sposób naturalny pokazujemy im, że same powinny się zajmować swoimi sprawami (samodzielnie albo z niewielką pomocą) – w miarę jak rosnąc, nabierają odpowiednich umiejętności. Dla każdego wieku można dobrać zadania, które dziecko powinno przejąć: pomoże mu to budować zaufanie do samego siebie – a jednocześnie nauczy współdzielenia domowych obowiązków. Zapewniam, że dzieci będą zachwycone, zajmując się własnymi zadaniami, i będą rosły, odczuwając satysfakcję, że potrafią same o siebie zadbać.

Doceniaj uczucia i decyzje dzieci

Widzieliśmy już, jak ważną rolę odgrywa empatia, jeśli chcemy, żeby dziecko rozumiało, że wszystkie jego uczucia są ważne i godne szacunku. Wiedza o tym, że – w zależności od sytuacji – mamy prawo być wściekli, zadowoleni lub rozczarowani, bylebyśmy tylko przestrzegali praw innych, jest dobrym źródłem zaufania do samego siebie. Inny obszar ważny dla rozwoju wiary w siebie samego – obszar, w którym my, rodzice, często zachowujemy się nieumiejętnie – to sprawa podejmowanie decyzji. Zazwyczaj matki i ojcowie korygują swoje dzieci, żeby podejmowały lepsze decyzje. Oto typowy przykład:

– Paulinko, co byś chciała na urodziny?

– Paczkę gumy truskawkowej.

– Ależ, Paulinko, to za mało, możesz poprosić o coś większego!

Odmienne wersje tej prostej rozmowy powtarzają się co roku przy okazji różnych ważnych dat, a rezultat jest zawsze taki sam: dziewczynka, która marzyła o paczuszce gumy do żucia, prosi w końcu o lalkę, na którą nie ma ani trochę ochoty.

W sytuacji, w której trzeba podjąć jakąś decyzję, wiele osób odczuwa niepewność. Tacy ludzie nie wiedzą, co na siebie włożyć, nie potrafią dokonać wyboru w restauracji, nie mają pewności, czy powiedzieć to, czy tamto. Kończą zwykle jako ogrodnicy pielęgnujący swój własny ogród niepewności, wątpliwości i dylematów. Pewna część ich mózgu zawsze doskonale wie, czego chce, ale jest też inna część, która zmaga się z wątpliwościami. W tym kontekście możemy mówić o odbywającej się w umyśle dyspucie między mózgiem racjonalnym i emocjonalnym. Wątpliwości prawie nigdy nie wychodzą ze strony emocji, lecz są produktem rodzącym się w części racjonalnej. W gruncie rzeczy wiemy, że nasze decyzje – czy chodzi o zamówienie dania w restauracji, wybór partnera, czy kupno domu – w przeważającej większości podejmowane są przez mózg emocjonalny. Mózg racjonalny najczęściej odpowiada tylko za ich uzasadnienie, za dostarczenie logicznych racji, które tłumaczą wybory podejmowane w sposób instynktowny. W istocie stwierdzono, że najtrafniejsze decyzje podejmujemy za pomocą mózgu emocjonalnego, a nie racjonalnego. Wykazano też, że osoby, które zwykle długo rozważają alternatywne wybory w sposób racjonalny, są na ogół bardziej niepewne i podejmują gorsze decy-

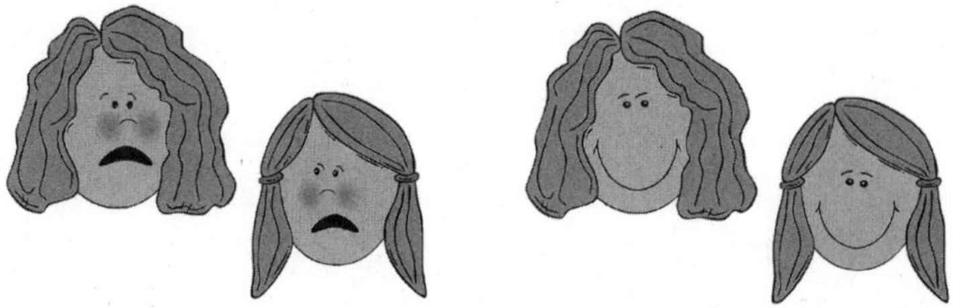

zje. Biorąc to wszystko pod uwagę, możemy stwierdzić, że – wbrew temu, co nam się czasem wydaje – skutecznym sposobem, żeby dopomóc dziecku w podejmowaniu jak najtrafniejszych decyzji, jest pozostawienie mu swobody ich dokonywania. Powinniśmy mu pozwolić, żeby kierowało się przy tym swoim instynktem, i ufać, że potrafi uczyć się na własnych błędach. To jasne, że czasem się pomyli. Któż się nie myli? Zamiast próbować przewidzieć każdy możliwy błąd dziecka, zastosujmy lepszą strategię: nauczmy je, żeby miało do siebie zaufanie, i dopomóżmy mu, żeby umiało wyciągnąć ze swoich potknięć pozytywne i negatywne nauki.

Zapamiętaj

Zaufanie jest jednym z najlepszych prezentów, jakie możemy ofiarować naszym dzieciom. Dziecko, które rośnie, czując zaufanie rodziców, jako osoba dorosła będzie potrafiło osiągać swoje cele i zaspokajać własne aspiracje. Unikaj nadopiekuńczości wobec dziecka, ufaj mu, ufaj też jego umiejętnościom, jeśli ma się w pełni rozwinąć.

Złóż na jego barki różne odpowiedzialności i wspieraj je zarówno w emocjach, jakie przeżywa, jak i w decyzjach, które podejmuje. Nie zapominaj, że kiedy chcesz je zmotywować, by w siebie wierzyło, najinteligentniejsza strategia polega na tym, by nie przywiązywać wagi jedynie do rezultatów działania dziecka, ale także do jego wysiłków, koncentracji oraz do przyjemności, jaką odczuwa w konfrontacji z trudnymi sytuacjami.

Rozdział 15

Wzrastać bez strachu

„Nauka nie stworzyła innego, równie skutecznego leku uspokajającego, jak kilka życzliwych słów".
ZYGMUNT FREUD

Zasadniczą częścią rozwoju inteligencji emocjonalnej jest umiejętność przezwyciężania własnych lęków. Udziałem wszystkich ludzi – także i twojego dziecka – są za młodu pewne doświadczenia, które mogą powodować strach. Szczekanie psa, popchnięcie przez kolegę albo zwykły upadek z pewnej wysokości to przeżycia mogące wywrzeć głęboki wpływ na mózg i stać się źródłem nieproporcjonalnie wielkiego lęku, który w przyszłości będzie się pojawiać w podobnych sytuacjach. Ucząc dziecko umiejętności oswajania takich sytuacji, zdołasz pomóc mu zwalczać strach w dzieciństwie. Ale chodzi o coś więcej: jeszcze ważniejsze jest, żeby także jego dorosłe życie było wolne od strachu. A sposób, w jaki dziecko uczy się od małego stawiać czoło strachowi, warunkuje też jego późniejsze podejście do tego problemu.

Wielu rodziców nie wie, co robić, kiedy dziecku przytrafia się jakieś traumatyczne przeżycie. Niektórzy robią się nerwowi i krzyczą na dziecko, czym wywołują jedynie wyższy poziom alarmu w mózgu i sprawiają, że trauma staje się jeszcze większa. W innych przypadkach naturalną odpowiedzią ojca czy matki jest poproszenie dziecka, żeby się uspokoiło, i zbagatelizowanie przeżycia. Trudno w to uwierzyć, ale takie zachowanie może być jeszcze bardziej szkodliwe niż to pierwsze. Jest oczywiste, że kiedy dziecko się potknie albo lekko czymś przestraszy, zlekceważenie sprawy może zmniejszyć napięcie emocjonalne i przyczynić się do szybszego uspokojenia małego. Jednakże kiedy lęk jest silniejszy i mózg dziecka sam z siebie nie potrafi go przezwyciężyć, strach może zapuścić trwalsze korzenie. Na kolejnych stronach opowiem o dwóch bardzo prostych strategiach, które pomagają dziecku przezwyciężać tego rodzaju traumy i – co najważniejsze – uczą, jak skutecznie radzić sobie z wszelkimi lękami, które pojawiają się w późniejszym życiu.

Pomagaj integrować traumatyczne doświadczenia

W rozdziale o mózgowym ABC pisałem, że narząd ten składa się z dwóch półkul. Lewa jest bardziej racjonalna, natomiast prawa w swym działaniu bardziej odwołuje się do intuicji. Pamięć o traumatycznych przeżyciach rezyduje właśnie w prawej półkuli. Jeśli spróbujesz sobie przypomnieć jakiekolwiek traumatyczne doświadczenie ze swego życia, stwierdzisz, że niektóre sceny pamiętasz w formie obrazów. Żołnierze wracający z wojen znają zjawisko tzw. *flash-back*, retrospekcyjnego powrotu do akcji, w których brali udział.

Doznania takie nie są niczym innym jak przebłyskami obrazów, których mózg nie potrafił przetworzyć. W większości przypadków strach rodzi się właśnie w prawej części mózgu i tam też rezyduje w formie obrazów i odczuć – w półkuli częściej odwołującej się do intuicji i wizualizacji. Doświadczenia, które nie niosą ze sobą znaczącej traumy, dziecko jest zdolne zrozumieć samodzielnie. Potrafi na przykład pojąć, że lalka, która upadła na podłogę, rozbiła się. Gdy jednak chodzi o intensywne przeżycie strachu, dziecko może nie poradzić sobie z przetworzeniem tego doświadczenia i wtedy pojawia się w nim coś, co określamy jako „lęk irracjonalny". Załóżmy na przykład, że na twoje dziecko rzuca się szczekający pies. Właściciel zwierzęcia zdążył je w porę powstrzymać, w mózgu dziecka zostały jednak dwa wyraźne ślady. Pierwszy to obraz atakującego psa, drugi zaś to uczucie paniki. Oba wspomnienia są na tyle silne, że – jeśli nie zrobimy niczego, aby je osłabić – mogą na zawsze pozostać odciśnięte w mózgu dziecka, które zareaguje trwałym, irracjonalnym lękiem przed psami. Można te wspomnienia „rozcieńczyć" i dezaktywować traumatyczne obrazy w mózgu dziecka. Trzeba tylko pomóc dziecku porozmawiać o tym, co widziało i co czuło. Kiedy przerażony człowiek mówi i opisuje to, co się zdarzyło, jego lewa półkula (ta, która odpowiada za mowę) zaczyna porozumiewać się z półkulą prawą. W taki oto prosty sposób można doprowadzić do tego, że część mózgu dziecka odpowiadająca za umiejętności werbalne i logiczne myślenie pomoże części opowiadającej za wizualizacje i emocje w przezwyciężeniu trudnego przeżycia. Nazywamy ten proces „integrowaniem traumatycznych doświadczeń". Dziecko zapamięta zdarzenie, ale wspomnieniu nie będzie towarzyszył tak silny niepokój.

Przeżycie zostanie zintegrowane z innymi, stanie się po prostu nieprzyjemnym doświadczeniem z przeszłości. Poniższa ilustracja pokazuje schematycznie, jak przebiega ten proces.

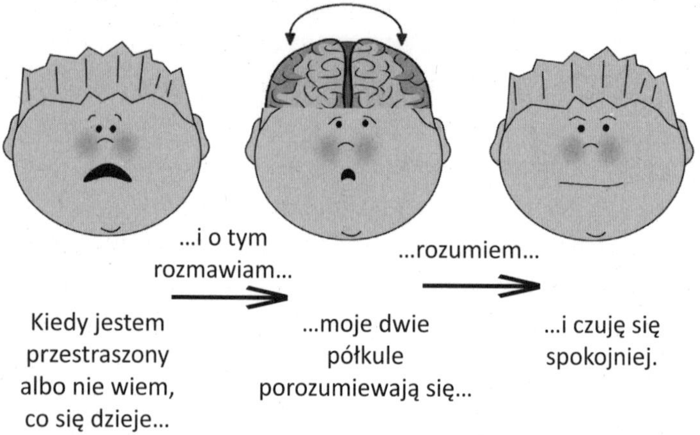

Rozmowa z dzieckiem o traumatycznej sytuacji wymaga spokoju (chociaż możesz doświadczać takiego samego niepokoju jak ono), cierpliwości (uspokajanie dziecka może potrwać dłuższą chwilę), trochę wiary (bo przecież to działanie może być sprzeczne z twoim pierwszym odruchem – chęcią uspokojenia dziecka) oraz sporej dawki empatii (jak to widzieliśmy w części książki poświęconej narzędziom). To całkiem naturalne, że twoją pierwszą reakcją jest próba zlekceważenia incydentu. W końcu jeśli uda ci się przekonać dziecko, że wcale się nie przestraszyło, ty też zdołasz odzyskać spokój. Niemniej jednak zadanie nie polega tu na przekonaniu żadnego z dwojga rozmówców, że przestrach był niepotrzebny. Trzeba przekonać o tym mózg dziecka. Rozważmy taki przykład: mała Klara wychodzi ze szkoły zalana łzami. Jakiś starszy chłopiec przewrócił ją na podłogę i wyrwał jej z ręki zabawkę. Trzeba niewątpliwie porozmawiać w szkole, żeby takie sytuacje więcej się nie zdarzały, ale – niezależnie od tego – trzeba także coś zrobić z przerażeniem. Poniżej próbujemy się przyjrzeć dwóm całkowicie odmiennym podejściom.

Bagatelizowanie	**Pomoc w integracji**
M: Czemu płaczesz, Klaro? K: Jakiś starszy chłopak mnie uderzył. M: No dobrze, nic się nie stało... K: Przewrócił mnie na podłogę. M: Ech, nic strasznego. Zaraz ci przejdzie. K: (wciąż płacze) M: No już, uspokój się. K: (wciąż płacze) M: Klaro, daj spokój. Przecież jesteś dużym dzieckiem. K: (szlocha) M: Jesteś dzielna! Dzielne osoby nie płaczą. K: (cichnie i patrzy w ziemię) M: Bardzo dobrze! Widzisz, jaka jesteś dorosła? Chodź, wrócimy do domu i zrobię ci koktajl.	M: Czemu płaczesz, Klaro? K: Jakiś starszy chłopak mnie uderzył. M: Bardzo się przestraszyłaś? K: Tak. M: To zrozumiałe, był od ciebie starszy... K: (wciąż płacze) M: I co ci zrobił? K: Przewrócił mnie na podłogę. M: Mocno cię pchnął? K: (wyciera łzy) Mocno. O tak, ręką. M: Pchnął cię mocno ręką, tak? K: Tak. (już nie płacze) M: No tak, wcale się nie dziwię, że jesteś przestraszona. Ja też bym się przestraszyła. Patrzył na ciebie ze złością? K: Tak. Miał wściekłą twarz. On jest niedobry. M: Tak, bardzo cię przestraszył, prawda? K: Tak. M: Widzę, że już ci jest lepiej. Pójdę porozmawiać z twoją panią, żeby ten chłopiec już cię więcej nie bił. K: To ja idę się pobawić.

Pierwszy przykład to typowa rozmowa między matką a dzieckiem – taka, jaką możemy usłyszeć w dowolnym parku. Mama usiłuje zbagatelizować sprawę i podkreśla odwagę dziewczynki, przekonując ją w ten sposób, że powinna zachować spokój. W drugim przypadku mama przez dłuższą chwilę rozmawia z dziewczynką o fizycznych aspektach zdarzenia i analizuje obrazy oraz odczucia zatrzymane w prawej półkuli mózgu dziecka. Pyta o to, co chłopiec dokładnie zrobił, zatrzymuje się nad kwestią jego wzrostu, a także nad miną, jaką miał w chwili ataku. Podkreśla również, jak bardzo Klara została przestraszona. Z odpowiedzi dziewczynki widać, że mała stopniowo się uspokaja. Jak łatwo zauważyć, druga technika wymaga nieco więcej czasu i dłuższej rozmowy niż tradycyjne podejście do sprawy, ale niewątpliwie jest to pewniejszy sposób pozwalający mózgowi poczuć się bezpiecznie i spokojnie.

Przyjrzyjmy się innemu przykładowi. Adrian zapamiętał pewną scenę z filmu grozy, który obejrzał w domu wujka Janka. W owej scenie zombi ściga jakiegoś człowieka i wyciąga ramiona, żeby go złapać. Kiedy Adrian wrócił wieczorem do domu, odprowadzający go wujek opowiedział wam, że wasz syn bardzo się przestraszył. Zapewnił was, że próbował go uspokoić, ale dziecko wciąż było przerażone. Jesteś tatą Adriana i postanawiasz porozmawiać z synem przed ułożeniem go do snu. Spójrzmy na różnice między postępowaniem wujka i ojca, który wie, jak pomóc chłopcu zintegrować traumatyczne doświadczenie.

Wujek Janek	Tata
A: (płacze) WJ: No, daj spokój, Adrian, nie bój się. A: (wciąż płacze) WJ: Przecież zombi nie istnieją. A: (wciąż płacze) WJ: Naprawdę, one nie są w stanie nic zrobić. A: (zakrywa głowę poduszką) WJ: Posłuchaj, Adrian. Zombi są głupi i nie robią nikomu krzywdy. A: (nie odkrywa głowy i wciąż płacze) WJ: Zobacz, ja też jestem zombi. Aaaa!!! A: Nie chcę patrzeć! WJ: Ale to żart! A: Nie podoba mi się. Chcę do mamy! WJ: Dobra, pójdziemy do mamy, ale najpierw się uspokój. Bo ją wystraszysz. A: (Adrian się uspokaja, ale na twarzy ma strach)	T: Wujek Janek mi mówił, że się przestraszyłeś. A: Tak. Widziałem zombi. T: Bardzo cię przeraził? A: Tak. (zaczyna płakać) T: No tak, zombi są straszni. A: Tak. T: A co takiego robił, że się go tak wystraszyłeś? A: (łkając) Chciał schwytać jednego pana. T: Och, no tak, to cię musiało przerazić. A: Tak, o mało go nie złapał. T: I co zrobiłeś? A: Zamknąłem oczy. (przestaje płakać) T: Jasne, nie chciałeś na niego patrzeć. A: Tak, bo się go bardzo bałem. T: A jak wyglądał? A: Miał plamy od krwi i wyciągał ramiona, o tak. T: I co jeszcze? A: I tak otwierał usta. Strasznie był głupi ten zombi. (śmieje się) T: No dobrze, chyba już się uspokoiłeś. Jutro jeszcze o tym porozmawiamy, dobrze? A teraz śpij, mistrzu!

Ważne jest, żeby w czasie rozmowy o zdarzeniach, które wywołały lęk, zachować spokój i bliskość z rozmówcą. Dziecko powinno czuć tę bliskość, powinno wiedzieć, że świetnie je rozumiemy i że się z niego nie naśmiewamy. Nie trzeba dramatyzować – wystarczy zachować spokój i słuchać z empatią, próbując się dowiedzieć, jak dziecko czuło się w momencie zdarzenia. Bardzo ważne jest też, żeby tę relację powtórzyć dwa lub trzy razy w ciągu najbliższych dni. Im więcej dziecko będzie przetwarzać werbalnie obrazy i odciśnięte w mózgu wrażenia, tym lepiej zintegruje przeżycie. Zapewniam, że kiedy małe dziecko jest smutne lub przestraszone, nic nie może być dla niego większą pomocą niż rozmowa z osobą, którą je dobrze zrozumie. Chcesz poznać pewną tajemnicę? W przypadku nas, dorosłych, jest dokładnie tak samo. Pomóż swojemu dziecku przetworzyć traumatyczne doświadczenia za pomocą obu półkul mózgowych, a będzie rosło pewne siebie i wolne od strachu.

Pomóż dziecku stawić czoło lękom

Lęki są naturalnym elementem rozwoju dziecka. Niezależnie od tego, ile starań włożysz w to, żeby twoje dziecko uniknęło traumatycznych doświadczeń – i choć pomożesz mu je zintegrować w sposób, o którym pisałem powyżej – zawsze w taki czy inny sposób dopadnie je jakiś strach. Kiedy dziecku zdarzy się coś takiego, można zastosować strategię, która pomoże mu nie tylko pokonać lęki dzieciństwa, lecz także nauczy je panować nad różnymi rodzajami strachu, z którymi będzie miało do czynienia w późniejszym życiu. Owa strategia polega na tym, żeby pomóc dziecku śmiało stawić strachowi czoło.

Istnieją dwa rodzaje emocji, które przezwyciężyć można jedynie, stając z nimi twarzą w twarz. Jedna to strach, druga zaś – wstyd. W obu przypadkach działa praktycznie ten sam mechanizm. Jeśli kiedyś zdarzyło ci się przewrócić na rowerze lub motocyklu albo spaść z konia, wiesz pewnie, że jedynym sposobem na przezwyciężenie strachu jest zasiąść po raz kolejny w siodle lub na rowerze. Istnieje strach instynktowny oraz nabyty. Lęki instynktowne pojawiają się u dziecka w sposób naturalny, bez żadnych wcześniejszych doświadczeń, które mogłyby je wywołać. Większość ludzi odczuwa instynktowny strach przed wężami. Podobnie wiele dzieci może bać się pogłaskać psa, wejść do basenu albo przebywać w ciemności. O lękach nabytych możemy mówić wtedy, gdy jakieś wcześniejsze przeżycie sprawia, że – znalazłszy się w podobnej sytuacji – odczuwamy strach. Jeśli dziecko spada na ziemię przy wchodzeniu na drzewo, może nabawić się lęku wysokości, a jeśli jakieś starsze dziecko sypnie mu w parku piaskiem w oczy, rezultatem może być lęk przed zbliżaniem się do nieznanych dzieci.

Widząc, że ich dziecko się boi, wiele mam bierze je w ramiona i zaczyna pocieszać. Wykazują przy tym empatię i pozwalają maluchowi odczuć, że mama je ochroni przed wszelkim złem. Choć poczucie bezpieczeństwa ma fundamentalne znaczenie i każda mama robi dobrze, pokazując dziecku, że w jej objęciach nic mu nie grozi, niezbyt korzystne jest pojawiające się w takiej chwili u dziecka poczucie satysfakcji wynikające z matczynej ochrony. Choć wiele matek i dzieci bardzo by tego chciało, nie ma możliwości, żeby taka ochrona działała zawsze i wszędzie. Ojcowie często stosują strategię konfrontacji, zachęcając dziecko, żeby natychmiast stanęło twarzą w twarz ze swoim lękiem. Nie zdają sobie przy tym sprawy, że maluch może się w tym momencie czuć jak owieczka otoczona przez watahę wilków. Pierwsze podejście (ochrona mamy) może skutkować brakiem zaufania do siebie i skłonnością do unikania sytuacji trudnych oraz takich, które wymagają pewnej dzielności. W drugim przypadku (konfrontacja ze strachem) sztuka może się udać, ale często się przy tym zdarza, że strach dziecka jeszcze narasta, i dlatego podejścia twardziela też bym nie rekomendował. W istocie – jak przy wielu innych okazjach – droga pośrednia, czyli poszukiwanie równowagi między tymi dwiema, wydaje się stanowić strategię najskuteczniejszą.

Niewątpliwie warto pomóc dziecku przezwyciężyć strach. W tym celu najbardziej godne polecenia są próby odtworzenia siedmiu etapów, które przebywamy, przechodząc od strachu do pewności siebie. Można przy tym stosować wiele z narzędzi, o których rozmawialiśmy w pierwszych rozdziałach książki. Opowieść o tych siedmiu etapach oparta będzie na przykładzie z życia, który powinien pomóc zrozumieć i zapamiętać tę technikę.

Sonia jest czteroletnią dziewczynką. Uwielbia bawić się w różne gry zręcznościowe i wspinać na rozmaite przedmioty. Któregoś dnia wchodzi na półkę zawieszoną na pewnej wysokości, coś ją przy tym dekoncentruje i dziewczynka spada. Wysokość nie była duża – gdyby było inaczej, dziewczynka zostałaby przecież powstrzymana przed wchodzeniem tam – ale widać na jej buzi rzeczywisty przestrach. Sonia mówi bardzo zdenerwowanym głosem, że nie będzie się już wspinać. Zobaczmy, w jaki sposób Sonia może – z pomocą mamy – przezwyciężyć ten nabyty lęk.

1. Użyj empatii, żeby uspokoić mózg emocjonalny, który czuje silną potrzebę spotkania z drugim człowiekiem. Może to wymagać nieco czasu.	M: (obejmuje dziewczynkę) Ale się przestraszyłaś! S: (płacze) Taaak!! M: No pewnie, upadłaś i się przestraszyłaś. S: (płacze trochę mniej) Taaak!! (Mama nadal okazuje empatię, aż dziewczynka się uspokaja).
2. Nie bagatelizuj strachu i rozmawiaj o potrzebie stawienia mu czoła.	M: No tak, już mi powiedziałaś, że nie chcesz się więcej wspinać, prawda? S: Tak. M: To zrozumiałe, ale trzeba by jednak spróbować, po to żebyś się nie bała. S: Nie chcę.
3. Korzystaj z komunikacji kooperatywnej, aby dziecko wiedziało, że będziecie walczyć ze strachem razem.	M: Tak, rozumiem to. Myślę, że moglibyśmy spróbować razem. S: Boję się. M: Mama ci pomoże. Chodź, spróbujemy razem, a ja cię będę cały czas trzymać za rękę.
4. Postaraj się uzgodnić z dzieckiem, co chcecie osiągnąć.	M: Chodź, spróbujemy razem, ale tylko troszkę. S: Ale ja się boję. M: Posłuchaj, zrobimy jedną rzecz. Ty zrobisz tylko dwa kroki, a ja będę cię podtrzymywać za rękę. Co ty na to?
5. Przystąp do działania dopiero wtedy, gdy dziecko jest gotowe, nie pospieszaj go i niczego na nim nie wymuszaj.	S: No dobrze. Ale będziesz mnie trzymać! M: Tak, nie wypuszczę cię. Daj rękę. Uważaj, już możesz zrobić pierwszy krok.
6. Spytaj dziecko, na ile jest usatysfakcjonowane lub zadowolone, i doceń jego zdolność przezwyciężania strachu.	M: Bardzo dobrze!! Zrobiłaś to samodzielnie. Mama tylko trzymała cię za rękę. Jak się czujesz? S: Byłam bardzo dzielna! M: Tak. Masz zadowoloną buzię. S: Tak, chciałabym spróbować jeszcze raz.
7. Powtórz te działania innego dnia, w innym kontekście, żeby ułatwić ugruntowanie pozytywnych zachowań.	

Bardzo ważne jest uświadomienie sobie, że realizacja tych siedmiu kroków wymaga nieco czasu. Ale co znaczy kilka minut, skoro dzięki nim można przeżyć życie bez lęków? Najwięcej czasu zajmuje etap, w którym chodzi o to, żeby dziecko się uspokoiło. Jednakże te trzy czy cztery minuty, które poświęcamy na nawiązanie kontaktu z mózgiem emocjonalnym dziecka, są kluczem, który otwiera drzwi odwagi. Podobnie trzeba mieć świadomość, żeby – jak to zostało stwierdzone w kroku piątym – w żadnym momencie do niczego dziecka nie przymuszać. Nie można go popychać ani ciągnąć za rękę. Możemy trzymać jego dłoń, żeby podkreślić, że mu towarzyszymy, ale to dziecko ma zrobić pierwszy krok albo przynajmniej ma się dać delikatnie prowadzić. Inne postępowanie jedynie wzmocni reakcję ucieczki – tę, nad którą właśnie staramy się razem z dzieckiem zapanować.

Zapamiętaj

Tak naprawdę pomóc dziecku, żeby pokonało swoje lęki, jest zadaniem łatwym, jeżeli tylko ojcowie i matki wiedzą, jak należy to robić. Trzeba poświęcić nieco czasu na to, żeby porozmawiać z dzieckiem, okazując mu przy tym, że szanuje się i rozumie jego odczucia. Jest to czas niezbędny do tego, żeby dziecko się uspokoiło. Nasza pomoc jest potrzebna, żeby dziecko stanęło twarzą w twarz z lękami i poczuło swoją odwagę. Naturalny odruch każe nam towarzyszyć dziecku i chronić je, kiedy doświadcza strachu, ale pamiętajmy, że to my wybieramy, czy chcemy być jego towarzyszem w ucieczce, czy w okazywaniu odwagi. Zarówno badania naukowe, jak i zdrowy rozsądek wskazują, że właśnie wybierając tę drugą możliwość, możemy nauczyć dziecko, jak przezwyciężać strach – także i ten, który będzie się pojawiać na późniejszych etapach jego życia.

Rozdział 16

Asertywność

„Nie przejmuj się, że twoje dzieci cię nie słuchają...
przez cały dzień cię obserwują”.
MATKA TERESA Z KALKUTY

Wspólną cechą osób z dobrze rozwiniętą inteligencją emocjonalną jest asertywność. Termin ten odnosi się do szczególnej umiejętności: mówienia w sposób pełen szacunku tego, co się naprawdę myśli. Osoba asertywna potrafi powiedzieć, na co nie ma ochoty albo co jej się nie podoba, a także na co ma ochotę i co jej się podoba – a robi to zarazem jasno i z poszanowaniem dla rozmówcy.

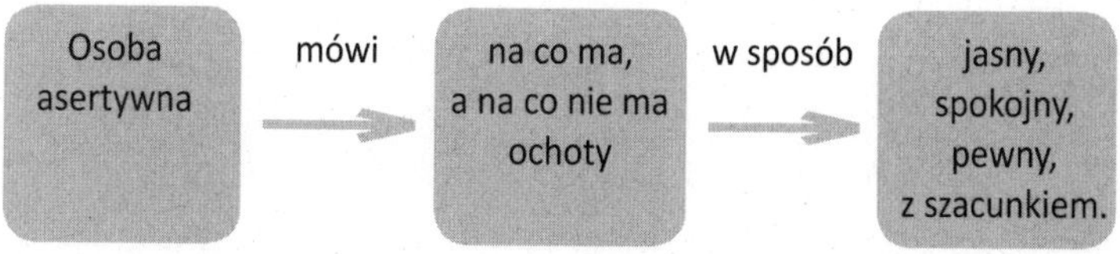

Asertywność jest sama w sobie formą komunikacji z innymi, podczas której czujemy się pewni swoich praw, swoich opinii i uczuć – i wyrażamy je w sposób, który szanuje drugiego człowieka. Niewątpliwie nauczenie dziecka asertywności jest ważną częścią zadania stojącego przed wszystkimi rodzicami czy nauczycielami, którzy chcą sprawić, żeby ich podopieczni czuli się dobrze sami ze sobą i umieli realizować wyznaczone sobie cele. Wszyscy eksperci zgadzają się, że asertywność daje wielkie korzyści ludziom, którzy tę cechę posiedli. Czują się oni bardziej pewni siebie, rzadziej wchodzą w konflikty z innymi i są skuteczniejsi, kiedy przychodzi im osiągać rozmaite cele.

Asertywność wyraźniej daje się zauważyć u osób mających duże zaufanie do siebie. Podobnie każda osoba wyćwiczona w asertywnej komunikacji z otoczeniem zyskuje na pewności siebie, także w relacjach z innymi. Wynika to z faktu, że osoby asertywne w mniejszym stopniu borykają się z niepokojem, a ich mózgi wydzielają mniej kortyzolu – hormonu stresu. O dziwo, kiedy osoba niespokojna rozmawia z kimś asertywnym, czuje się zrelaksowana i jej poziom kortyzolu również spada. Z tego powodu ludzie asertywni są zwykle urodzonymi przywódcami. I jeszcze jeden ważny punkt związany z asertywnością, o którym warto pamiętać: wszyscy specjaliści są zgodni, że im wcześniej w procesie wychowawczym rozpocznie się trening asertywności, tym większy poziom pewności siebie dziecko zdoła osiągnąć. W dalszej części rozdziału przedstawię trzy fundamentalne zasady, dzięki którym zdołasz pomóc swojemu dziecku wykształcić asertywny styl komunikacji.

Bądź asertywny

W rozdziale, który dotyczył motywowania dziecka do określonych zachowań, pisałem o dawaniu dziecku przykładu, który mogłoby naśladować. Dzięki neuronom lustrzanym mózg dziecka próbuje uczyć się tego samego repertuaru zachowań, który obserwuje u rodziców. W przypadku asertywności rozstrzygające znaczenie ma obserwacja asertywnych zachowań u rodziców. Jeśli dziecko widzi, że tata lub mama stawiają czoło drobnym konfliktom międzyludzkim w sposób wyrazisty i pełen szacunku dla innych, rozwinie się w nim asertywny styl porozumiewania się. Niektórzy rodzice zachowują się mało asertywnie wobec innych osób. Mogą wykazywać skłonność albo do agresji, albo do bierności. Jeśli należysz do pierwszej grupy, twoją naturalną cechą jest zapewne chęć osiągania w każdej sytuacji tego, na co masz ochotę; cenisz swoje prawa wyżej niż prawa innych ludzi, a w sytuacji konfliktowej porozumiewasz się w sposób szorstki i zaciekły. Jeśli bliższa ci jest druga postawa, twój osobisty styl polega raczej na unikaniu konfliktu. Wolisz milczeć albo wyrażać swoje opinie nieśmiało, nie ceniąc w pełni swoich praw. W każdym z tych przypadków ważna jest świadomość, że dziecko cię obserwuje. Kiedy przytrafi mu się konflikt, będzie skłonne cię naśladować, podobnie jak naśladuje starszego brata, który używa brzydkich słów. Dlatego warto pamiętać, że w obliczu konfliktu twoje dziecko weźmie z ciebie przykład, że będziesz dla niego modelem postępowania. Możesz więc zdecydować, czy chcesz zachowywać się agresywnie, czy wręcz przeciwnie: może tak naprawdę pragniesz nauczyć dziecko, żeby milczało w obliczu napaści. Nie chodzi mi tu o wyobrażanie sobie sytuacji jak z hollywoodzkich filmów. Asertywności człowiek uczy się poprzez różne drobne gesty i poprzez rozmowy z rodzicami, którzy pojawiają się w życiu dziecka dzień w dzień. Być może mama któregoś z zaprzyjaźnionych dzieci zaproponowała ci, żeby iść do parku, a ty nie masz ochoty. Może jakieś dziecko niechcący zabrało zabawkę twojego syna, a może w kolejce do kasy w supermarkecie ktoś się przed was wepchnął. W takich przypadkach pamiętaj, że dziecko cię obserwuje. Czy zareagujesz zbyt brutalnie i z brakiem szacunku? Zamilkniesz i pogodzisz się z sytuacją? Czy też powiesz to, co chcesz powiedzieć, swobodnie i z pewnością w głosie? Radziłbym w takich sytuacjach przypomnieć sobie ten rozdział i poszukać swojej bardziej asertywnej strony. Pomyśl, wyraź swoje zdanie i zrób to, na co naprawdę masz ochotę – bez strachu i bez złości, czytelnie i w sposób pełen szacunku.

Okazuj asertywność w różnych codziennych sytuacjach.

Zamiast...	**Spróbuj powiedzieć...**
Iść z zaprzyjaźnioną matką do parku, kiedy nie masz ochoty...	„Dziękuję, ale dziś nie mam ochoty na park".
Pozwolić, żeby jakieś dziecko zabrało twojemu zabawkę...	„Chwileczkę, dziecko. Chyba zabierasz zabawkę, która jest nasza".
Krzyczeć na mężczyznę, który wepchnął się do kolejki w supermarkecie...	„Przepraszam, ale chyba się pan pomylił, staliśmy przed panem".

Choć ważne jest, żeby wykazywać się asertywnością zarówno wobec znajomych, jak i obcych, najważniejsza sprawa to demonstrowanie dzieciom swojej asertywnej natury w domu. W istocie największą przeszkodą w rozwijaniu asertywności u dzieci pozostaje fakt, iż wielu rodzicom brakuje tej cechy właśnie w relacjach z nimi. Widzę takich rodziców codziennie, kiedy spaceruję po parku, robię zakupy w supermarkecie albo odwiedzam krewnych lub przyjaciół. Rodzice wymyślają wszelkiego rodzaju wymówki, kłamstewka i dziwne historie, żeby tylko nie stawić czoła złości swoich dzieci: „Kochanie, w sklepie już nie ma lizaków", „Synku, ten pan powiedział, że nie można biegać po supermarkecie" albo: „Pójdziemy pobawić się w innym parku, bo ten, który lubisz, jest teraz zamknięty". Prawda jest taka, że choć zrobiliśmy wielki postęp od czasów, kiedy niegrzecznych malców porywała Baba-Jaga albo potwór z worem, nadal wielu rodziców nie rozmawia z dziećmi jasno i uczciwie. Całkiem niedawno podczas kursu, który prowadziłem i który był przeznaczony dla rodziców zainteresowanych poprawieniem zdolności poznawczych swoich dzieci, jeden z ojców opowiedział mi z dumą o swoim sukcesie: zdołali wraz z żoną doprowadzić do tego, że ich czteroletni syn, który był naprawdę zwariowany na punkcie gier wideo, przestał bawić się tabletem i smartfonem. Na moją prośbę mężczyzna opowiedział, jak udało im się tego dokonać: powiedzieli synowi, że Internet się popsuł i ani komórka, ani tablet nie działają. Ojciec od dwóch miesięcy nawet nie spoglądał przy dziecku na swój telefon, żeby chłopiec nie zdał sobie sprawy z kłamstwa. Asertywność wymaga jednak trochę więcej uczciwości i odwagi.

Kiedy mówimy dziecku jakieś kłamstwo, uczymy je robić to samo i – co gorsza – wpajamy mu, że pewne rzeczy trzeba ukrywać, nie dowierzać swojemu osądowi i unikać jasnego przedstawiania opinii. Osoby asertywne nie uciekają się do krętactw, tylko wyrażają swoje zdanie oraz mówią o swoich decyzjach to, co naprawdę czują. Stosują takie wyrażenia, jak: „chciałabym", „miałbym ochotę", „czuję, że", „sądzę, że", „nie chcę" czy „nie mam ochoty". Jasne jest, że przeciwstawić się otwarcie zachciance dziecka słowami: „Nie chcę, żebyś jadł słodycze" jest trochę trudniej, niż przekonać je za pomocą jakiejś sztuczki. Możliwe, że za pierwszym czy drugim razem dziecko się zezłości, a nawet wścieknie – zwłaszcza jeśli nie jest przyzwyczajone, że wyznaczasz mu wyraźne granice; niemniej jednak, jeśli będziesz zachowywać się wobec dziecka w sposób asertywny, bez fałszu i kłamstewek, osiągniesz dwa sukcesy o ogromnej wartości. Po pierwsze, dziecko nauczy się od ciebie, jak być asertywnym. Po drugie – i to może jest ważniejsze – zyskasz na zawsze szacunek swego dziecka. Nie mogę sobie wyobrazić cenniejszego narzędzia wychowawczego niż fakt, że dziecko odczuwa szacunek dla rodziców bądź nauczycieli. Szacunek sprawi, że dziecko pozwoli ci sobą kierować, ulokuje w tobie całe swoje zaufanie. Będzie ci pomagało nie tylko wychowywać je, lecz także w bardzo znaczącym stopniu ułatwi ci zbudowanie i zachowanie dobrych relacji między wami.

Spróbuj być w stosunkach z dzieckiem osobą bardziej asertywną.

Zamiast mówić…	Spróbuj powiedzieć…
„Nie wolno”.	„Nie chcę, żebyś to robił”.
„Nie ma już cukierków”.	„Nie chcę, żebyś teraz jadł cukierki”.
„Musisz zjeść to wszystko”.	„Chciałabym, żebyś to wszystko zjadł”.
„Internet nie działa”.	„Nie chcę, żebyś wchodziła do Internetu”.
„Tata nie może grać”.	„Teraz nie mam ochoty, kochanie”.
„Ten pan mówi, że tu nie wolno biegać”.	„Nie chcę, żebyś tu biegał”.

Szanuj i doceniaj prawa dziecka

Autorzy wszystkich programów, których celem jest rozwój asertywności, kładą nacisk na uświadomienie uczestnikom ich praw jako jednostek. Osoby mało asertywne reagują na zagrożenie agresją, bo boją się, że ich godność zostanie zdeptana, albo wpadają w rezygnację, bo nie czują się pewnie w kwestii tego, o co mogą, a o co nie mogą prosić. W obu przypadkach znajomość swoich praw pomaga człowiekowi poczuć się swobodniej, bo wie, co wolno mu powiedzieć, czuć i myśleć. Potrafi też cenić swoją opinię w relacji do poglądów innych osób. W dalszej części rozdziału poznasz najważniejsze prawa, które każdemu przysługują wyłącznie z tego tytułu, że jest istotą ludzką. Jeśli nauczysz się je doceniać i pomożesz dziecku, żeby rosło z ich świadomością i z poczuciem, że każde z nich zasługuje na szacunek, będziesz mieć nieoceniony wkład w ugruntowanie w dziecku pewności siebie, która towarzyszyć mu będzie także w dorosłym życiu. Oto podstawowe prawa, o których istnieniu powinniśmy mówić w domu dzieciom.

Prawo do traktowania z szacunkiem i godnością
Nie odmawiaj szacunku swojemu dziecku i nie pozwalaj, by ktoś inny to robił, bo w przeciwnym wypadku jego mózg nauczy się, że nie jest ono godne poszanowania.

Prawo do posiadania i wyrażania własnych uczuć i opinii
Słuchaj opinii dziecka z uwagą i prawdziwym zainteresowaniem. Nie ma powodu, żeby zawsze robić to, czego chce dziecko, ale do jego poglądów powinno się podchodzić z takim samym szacunkiem i uwagą, jaką chcielibyśmy widzieć u dziecka w reakcji na nasze opinie.

Prawo do oceniania własnych potrzeb, ustalania priorytetów i podejmowania decyzji
Zwracaj uwagę na gesty i słowa dziecka. Ono wie, którą bajkę masz mu przeczytać, wie, kiedy ma pełny brzuch i nie chce jeść więcej i kiedy nie ma ochoty realizować planu, który mu proponujesz. Gdy się nim zajmujesz, pozwól mu decydować samodzielnie.

Prawo do mówienia „nie" bez poczucia winy
Wszyscy możemy mieć swoje własne opinie i odmawiać robienia różnych rzeczy. Jeśli z tego prawa korzystamy, nie powinniśmy się przez to czuć winni. W sytuacji gdy twój syn pewnego dnia nie chce się kąpać, zastanów się, czy nie można na tę kąpiel machnąć ręką. Pozwól mu podjąć decyzję albo wyznacz mu granicę, ale nie wbijaj go w poczucie winy, bo będzie mu ono towarzyszyć – razem z wściekłością – za każdym razem, kiedy ujawni własne zdanie.

Prawo do proszenia o to, czego się chce

Wszyscy mamy prawo prosić o to, czego chcemy – zawsze; rozumiemy przy tym, że inni mają prawo spełniać nasze prośby lub nie.

Prawo do zmiany

Każdy człowiek ma prawo zmienić zdanie, upodobanie, zainteresowanie i uczucia. Szanuj prawo dziecka do innego wyboru niż dokonany wcześniej.

Prawo do dysponowania swoją własnością i swoim ciałem, o ile nie narusza to praw innych

Być może twoje dziecko postanowi wymienić jedną ze swoich zabawek na zabawkę przyjaciela albo zechce pomalować sobie stopę flamastrem. Musimy opiekować się dziećmi i nie możemy pozwolić im na coś, co narazi je na krzywdę albo jakąś poważną szkodę. Ale co jest złego w wymianie jednej zabawki na inną, jeśli obie strony zgadzają się na tę transakcję? Albo w narysowaniu dinozaura na łydce? Według mnie nie ma w tym absolutnie nic złego.

Prawo do pomyłki

Wszyscy popełniamy błędy. Ja je popełniam, ty je popełniasz... Logiczne jest więc, że i twojemu dziecku się to zdarza. Pomóż mu w takich sytuacjach zrozumieć, że nic złego się nie dzieje.

Prawo do sukcesu

Być może czujesz się zakłopotany, bo twoje dziecko dobrze biega, skacze lub czyta, podczas gdy jego brat albo sąsiad jeszcze tego nie umieją. Nie ignoruj dokonań dziecka ani nie przyjmuj ich z zażenowaniem. Wszyscy mamy prawo do triumfu. Inne dzieci też mają swoje umiejętności. Jeśli ty nie docenisz osiągnięć swojego dziecka, czy sądzisz, że ono je doceni?

Prawo do odpoczynku i odizolowania się
Tak jak i ty, dziecko może odczuwać potrzebę samotności, spokoju lub odizolowania się, zwłaszcza kiedy jest nasycone wrażeniami lub zmęczone. Jest to równie normalne, jak napicie się wody, kiedy odczuwamy pragnienie. Daj dziecku potrzebną mu przestrzeń i pozostaw je w spokoju. Na pewno po chwili wróci i dołączy do przyjaciół.

I ostatnie prawo – moje ulubione.

Prawo do niebycia asertywnym
Wszyscy ludzie mogą wybierać, czy w danym momencie chcą zachować się asertywnie, czy nie. Bywają takie dni, kiedy jesteśmy do tego mniej skłonni, znamy osoby, przy których czujemy się nie dość silni, zdarzają się nam sytuacje, w których przytłacza nas frustracja i reagujemy nieco agresywniej niż zwykle. Nie ma w tym nic złego. Każda sytuacja jest inna, każdy człowiek jest inny. Szanuj prawo dziecka do tego, żeby nie zawsze zachowywało się asertywnie. W obozie koncentracyjnym bierność była najlepszym narzędziem przetrwania. W konfrontacji z przemocą zaciśnięcie zębów może być jedynym wyjściem, a kiedy ktoś doświadcza niepokoju, umiejętność pozostania na uboczu i niemieszania się w każdy najdrobniejszy konflikt jest in-

teligentną strategią emocjonalną. W normalnych warunkach zachowanie asertywne jest niewątpliwie najlepszym wyborem, ale w życiu nie wszystkie sytuacje – czy osoby, z którymi się stykamy – są normalne. Nie ograniczaj swojemu dziecku repertuaru metod porozumiewania się i daj mu trochę luzu, żeby w różnych momentach mogło różnie reagować. Jest jeszcze małe. Czasami to, że się boi, jest rzeczą najnormalniejszą w świecie. Szanuj jego prawo do tego, żeby nie zawsze musiało okazywać pewność siebie.

Udziel głosu temu, który milczy

Trzecią kluczową sprawą, która pomoże twojemu dziecku rozwinąć w sobie asertywność, jest udzielanie mu głosu w sytuacjach, w których potrzebuje mówić, a nie może tego zrobić. Jedną z pierwszych rzeczy, jakich uczy się człowiek specjalizujący się w terapii grupowej, jest zwracanie szczególnej uwagi na uczestników zajęć, którzy przez cały czas milczą. Dość często, kiedy w trakcie spotkania porusza się jakiś emocjonalnie skomplikowany temat, ten z uczestników, który miałby w tej sprawie najwięcej do powiedzenia, uparcie milczy. Z dziećmi sytuacja może być podobna. Podzielę się tutaj pewnym naszym rodzinnym doświadczeniem, które doskonale ilustruje, jak wielkie znaczenie może mieć skłonienie osoby milczącej do mówienia. Kilka miesięcy po narodzinach młodszej córki byliśmy z żoną naprawdę wyczerpani. Nasza starsza córka miała wówczas półtora roku, a Diego, nasz syn, nie miał jeszcze czterech lat. Obie dziewczynki budziły się każdej nocy po kilka razy na karmienie piersią lub z butelki, do tego mieliśmy za sobą niedawne trzy ciąże, trzy porody i opiekę nad trójką dzieci w ciągu zaledwie czterech lat. Pamiętam, że dziecięcy płacz męczył mnie jak nigdy wcześniej i – po raz pierwszy w ciągu tych czterech lat – zobaczyłem, jak moja żona traci cierpliwość. W takich warunkach było całkiem normalne, że oboje mieliśmy nerwy napięte jak postronki i – co zrozumiałe – kłóciliśmy się częściej niż zwykle. Pewnego niedzielnego poranka jechaliśmy samochodem z wizytą do dziadków i – sami nie wiedząc jak i dlaczego – oboje z żoną pogrążyliśmy się w sprzeczce. Nie pamiętam, o co był ten spór. Pewnie o nic szczególnego. Pamiętam tylko, że wyrzucaliśmy sobie wzajemnie jakieś błędy i powiedzieliśmy jedno o drugim parę brzydkich rzeczy będących wynikiem napięcia, jakie w sobie odczuwaliśmy. Nie mogliśmy przestać. Nagle we wstecznym lusterku zobaczyłem Diega siedzącego w dziecięcym foteliku, kompletnie milczącego i wpatrującego się w podłogę. Uświadomiłem sobie natychmiast, że ta sytuacja była dla niego trudna. Wyraźnie źle ją znosił. Mógłbym mu powiedzieć: „Spokojnie, Diego, tata i mama już nie będą się kłócić". A jednak wiedziałem, że nie byłbym w stanie dotrzymać tej obietnicy, bo przecież wszyscy rodzice od czasu do czasu się kłócą. Więc zamiast tego postanowiłem oddać głos synowi, żeby powiedział, co naprawdę czuje.

Ja: Jak się czujesz, synku?
Diego: Źle.
Ja: Dlatego że ja i mama ciągle się kłócimy, tak?
Diego: Tak. Boję się.
Ja: Nawet nie masz odwagi o tym mówić, prawda?
Diego: Prawda.

Ja: Posłuchaj, Diego. A co miałbyś ochotę powiedzieć w tym czasie, kiedy milczałeś?

Diego: (bardzo nieśmiało) Żebyście się już nie kłócili.

Ja: Tak? No więc dobrze. Powinieneś był to powiedzieć. Zawsze powinieneś mówić, co myślisz. Szczególnie wtedy, kiedy coś ci się nie podoba albo ci przeszkadza. Hmm, wiesz co? Spróbuj to powiedzieć bardzo głośno. No, dawaj, pomogę ci.

Diego: Przestańcie się kłócić.

Ja: Głośniej!

Diego: Przestańcie się kłócić!!

Ja: Głośniej!!!

Diego: PRZESTAŃCIE SIĘ KŁÓCIĆ!!!!

Diego śmiał się i wyraźnie odzyskał radość. Chyba nigdy nie byłem tak dumny ze swojego ojcowskiego działania jak wtedy, kiedy uczyłem najstarszego syna, żeby – poskramiając strach – mówił to, co myśli. W miarę upływu kolejnych miesięcy żona i ja kłóciliśmy się coraz mniej, ale kiedykolwiek nam się to zdarzało, Diego zawsze nam mówił, żebyśmy się uciszyli i przestali spierać. Czasami go słuchaliśmy, a czasami nie, ale zawsze zachowywaliśmy się spokojnie, bo nie chcieliśmy znów zobaczyć w nim tego wewnętrznego smutku, który miał w sobie wówczas, gdy siedział w samochodowym foteliku i nie odzywał się ani słowem. Jako rodzice nie umiemy być idealni. Jak mówią Daniel Siegel i Tina Bryson w fantastycznej książce *Zintegrowany mózg – zintegrowane dziecko*[5], nie istnieją superrodzice. Wszyscy

[5] Wydanie polskie 2013; tytuł oryginału *The Whole Brain Child*, 2011 – przyp. tłum.

się złościmy, kłócimy i popełniamy błędy, ale jeśli nauczysz dziecko, żeby mówiło to, co myśli, kiedy milczy, pomożesz mu stać się osobą bardziej asertywną. Chodzi o wyrażanie tego, co czuje, i formułowanie własnych życzeń. Pomoże mu to bronić się także w sytuacjach, w których będzie się czuło trochę przestraszone.

Zapamiętaj

Asertywność jest cennym darem dla każdego dziecka, ponieważ pozwala mu swobodnie wyrażać swoje pragnienia, lęki i niepokoje. Zachęcam cię gorąco: już od dziś wykazuj trochę więcej asertywności w relacjach z innymi, a przede wszystkim z własnym dzieckiem. Pamiętaj też o jego prawach, szanuj je i przestrzegaj ich. Pomagaj mu zabrać głos, kiedy czuje się słabe lub bezsilne. Dzięki temu nauczy się bronić i formułować swoje pragnienia w każdej sytuacji.

Rozdział 17

Zasiać ziarna szczęścia

„Szczęście nie jest czymś gotowym. Bierze się
z twoich własnych działań".
DALAJLAMA

Wiosną 2000 roku miałem okazję uczestniczyć w konferencji na temat depresji dziecięcej. Odbywałem wtedy w Stanach Zjednoczonych staż jako neuropsycholog. Była to wyjątkowa okazja, żeby posłuchać jednego z tych uczonych, o którego pracach czytali wszyscy studenci psychologii na mojej uczelni. Doktor Martin Seligman zdobył sławę pod koniec lat 70. XX wieku dzięki swej rewolucyjnej teorii dotyczącej źródeł depresji. W czasie tamtej konferencji opowiadał nam z wielkim przejęciem o ogromnym wzroście liczby przypadków depresji dziecięcej, który notowano wówczas w Stanach Zjednoczonych. Według słynnego naukowca nie chodziło tylko o alarmujące dane bieżące, ale także o przewidywany przezeń dalszy wzrost liczby zachorowań w kolejnych latach. W trakcie błyskotliwego wykładu

Seligman tłumaczył, że skutecznym mechanizmem obronnym przeciwko depresji wydaje się umiejętność tolerowania własnych rozczarowań. Mówił też, że – wbrew temu, co się powszechnie myśli – dzieci nie są dziś narażone na frustrujące sytuacje tak samo, jak dawniej bywali ich rodzice czy dziadkowie. Choć były to dopiero pierwsze lata internetowego boomu, w tamtym czasie każdy podrostek, ledwo zasiadał do komputera, pisał już listy elektroniczne albo brał udział w czatach. Zaczęły zanikać pewne zwyczaje, które podtrzymywały zdolność opierania się frustracji. Nie trzeba już było na przykład czekać do następnego dnia albo na wieczorną porę, kiedy obniżano taryfę telefoniczną, żeby porozmawiać z kolegą z klasy, ani pisać listów do kumpli z wakacji i czekać na ich odpowiedź. Według doktora Seligmana, jeśli nie zrobimy niczego, żeby zaradzić utracie tego typu wartości – obecnych jeszcze w życiu naszych rodziców – model natychmiastowej gratyfikacji i nasilający się postęp technologiczny mogą mieć poważne konsekwencje dla zdrowia mentalnego dzieci. Wystarczyło niewiele lat i wszystkie te przepowiednie się ziściły. Teraz nie trzeba już nawet zasiadać przed komputerem, żeby porozmawiać z przyjaciółmi, bo od najmłodszych lat każde dziecko ma na wyciągnięcie ręki dostęp do wszelkich technologii telekomunikacyjnych i sieci społecznościowych. Pogawędka z kolegą jest czymś równie prostym jak śledzenie meczu piłkarskiego czy badanie anatomii płci przeciwnej. Nie trzeba śmiałości, żeby porozmawiać twarzą w twarz z dziewczyną, bo Internet znacznie to wszystko ułatwił, nawet poradzenie sobie z tym, że dostało się kosza. Niektórzy młodzi ludzie nie rozmawiają ze sobą w szkole, a po przyjściu do domu zaczynają ze sobą czatować; sprzyja temu fakt, że rodzice stają się wobec swoich dzieci coraz bardziej pobłażliwi i tolerancyjni.

Martin Seligman stał się zapewne najbardziej wpływowym psychologiem naszych czasów. Jego niepokój wywołany coraz szerszym zasięgiem depresji doprowadził go do wejścia na nowe pole badawcze i dziś Seligman znany jest jako twórca „psychologii pozytywnej" – gałęzi psychologii zajmującej się poszukiwaniem kluczy do szczęścia. Jednym z najważniejszych przedmiotów zainteresowania tej nauki jest zbadanie, co takiego szczególnego robią osoby doświadczające szczęścia i odporne na depresję. Przez ponad dziesięć lat badań poznaliśmy już wiele kluczy do szczęścia. Najciekawszy z eksperymentów psychologii pozytywnej pokazał, że wszyscy ludzie są w stanie zwiększyć swój poziom szczęścia, jeśli tylko zmienią niektóre przyzwyczajenia i nawyki. Możesz pomóc swoim dzieciom rozwinąć styl myślenia pozytywnego, przekazując im w codziennym życiu nieco prostych wartości i zwyczajów. Wyciągnij długopis i kartkę papieru, bo to, co przeczytasz poniżej, może pomóc zarówno tobie, jak i twoim dzieciom patrzeć na życie z optymizmem.

Naucz dziecko, jak znosić frustrację

Lekcja, którą każde dziecko powinno w życiu odrobić – o ile chce się stać szczęśliwą osobą dorosłą – to nauka pokonywania własnej frustracji. Życie pełne jest małych i wielkich satysfakcji, ale także małych i wielkich rozczarowań. Jak już stwierdziliśmy, żaden rodzic nie może całkowicie uchronić swoich dzieci przed przykrościami i cierpieniem, a zatem twojemu dziecku nie pozostaje nic innego, jak nauczyć się panować nad frustracją. Dziecko musi rozumieć, że „NIE" jest powszechnie stosowanym słowem i że usłyszy je w życiu naprawdę wiele razy. Pomożesz mu, jeśli będziesz to cierpliwie wyjaśniać, jeśli w chwili jego rozpaczy weźmiesz je w ramiona i uściskasz, okazując mu swoją empatię, i – przede wszystkim – jeśli pomożesz mu zobaczyć, że czasami pewne rzeczy są po prostu niemożliwe. Te rady mogą ci się wydać trochę zbyt ogólnikowe, być może oczekujesz bardziej bezpośrednich wskazówek, jak pomóc dziecku radzić sobie z frustracją. Ale to nie przypadek. Więcej konkretnych sztuczek i przydatnych w tej sprawie strategii znajduje się w rozdziale poświęconym samokontroli.

Unikaj spełniania wszystkich zachcianek dziecka

Wiele badań wykazało, że nie ma żadnej korelacji między bogactwem i szczęściem. Choć pewien poziom ekonomicznego dobrobytu jest niezbędny dla uniknięcia cierpień wywołanych głodem czy zimnem, można uznać za udowodnione, że po osiągnięciu tego poziomu materialnego bezpieczeństwa dodatkowe pieniądze nie dają szczęścia. Badania pokazują, że szczęście nie zależy od pensji, pozycji społecznej czy dóbr materialnych, jakie posiadamy. Oczywiście, kiedy kupujemy sobie buty albo nowy samochód, czujemy zadowolenie, ale – jak się zdaje – ten przypływ szczęścia może trwać od kilku minut do paru dni. Badania przeprowadzone w środowisku osób, które wygrały znaczne kwoty na loteriach, pokazują, że zaledwie kilka miesięcy po staniu się milionerami ludzie ci byli tak samo szczęśliwi lub nieszczęśliwi jak przed wygraną. Odmawiając zaspokajania wszystkich zachcianek dziecka, możesz mu pomóc w nauczeniu się trzech rzeczy, dzięki którym będzie miało szansę poczuć się w późniejszym życiu człowiekiem szczęśliwszym. Po pierwsze, tego, że szczęścia nie da się kupić. Po drugie, że w życiu nie można mieć wszystkiego, czego się chce, a po trzecie – że ludzie czują się szczęśliwi z tego powodu, jacy są i jakie tworzą relacje z innymi.

Pomóż dziecku rozwijać w sobie cierpliwość

Warto zacząć od małego, od sytuacji, w których dziecko na przykład chce ssać pierś albo z jakiegoś powodu czuje dyskomfort. Zamiast zaspokoić jego potrzebę natychmiast, uwierz w to, że umie zaczekać. Nie reaguj na płacz dziecka niepokojem, bo w ten sposób nauczysz je tylko, że doświadczanie frustracji jest czymś naprawdę niepokojącym. Zadbaj o nie jak najszybciej, ale spokojnie i z zaufaniem, jakie może dać wiedza o tym, że dziecko zdoła przetrzymać odrobinę niezadowolenia. W miarę jego rozwoju możesz pomóc mu lepiej radzić sobie z frustracją, ucząc je przestrzegania granic, w szczególności w sprawach, które w danym okresie bezpośrednio go dotyczą. Dobrze, żeby mózg dziecka nauczył się, że trzeba chwilę poczekać – na przykład na swoją kolej – zanim dostanie się to, czego się chce. W tym duchu możesz uczyć dziecko, żeby przed wyjęciem kolejnej zabawki sprzątnęło używaną poprzednio, żeby przed jedzeniem myło ręce, przed malowaniem sprzątnęło ze stołu, a na prezent, który ma je uczynić tak szczęśliwym, zaczekało do urodzin lub do innej wyznaczonej daty. Na pewno odczuje pewne rozczarowanie i niecierpliwość, ale jednocześnie nauczy się czekać na rzeczy z radosnym podnieceniem, co jest kolejną cechą ludzi szczęśliwych.

Skieruj jego uwagę na rzeczy pozytywne

Nie ma lepszej recepty, żeby zapewnić sobie brak szczęścia, niż nieustannie myśleć o rzeczach, których się nie ma. Osoby, które czują się pokrzywdzone, mają skłonność do kierowania swych myśli ku temu, co im przeszkadza albo je smuci. Osoby szczęśliwe zaś zwracają uwagę na rzeczy pozytywne. Warto wiedzieć, że nawyki w tym zakresie daje się zmieniać. Dentysta zwykle koncentruje się na uśmiechu swoich rozmówców – bo jego mózg myśli kodem „zębowym". Twoje dziecko też może zwracać uwagę na rzeczy pozytywne, a ty jesteś w stanie mu w tym pomóc. Kiedy wyraża ono swoje niezadowolenie z tego powodu, że jego przyjaciele mają – a ono nie – pewne rzeczy, możesz zastosować bardzo prostą strategię: przekieruj jego uwagę ku wszystkim rzeczom materialnym i niematerialnym, z których szczęśliwie może korzystać. Nie chodzi o negowanie jego odczuć. Możesz o nich słuchać z empatią, ale jednocześnie spróbuj pomóc dziecku, żeby myślało pozytywnie, i wytłumacz mu, że „osoby, które koncentrują się na tym, czego nie mają, czują się smutne, a te, które skupiają się na tym, co mają, czują się zadowolone i wyróżnione".

U siebie w domu stosuję proste ćwiczenie, które – jak wykazało jedno z badań z dziedziny psychologii pozytywnej – uczy ludzi kierowania uwagi ku rzeczom pozytywnym. Grupa studentów co wieczór przez cztery tygodnie zapisywała na kartce trzy pozytywne punkty mijającego dnia. Po czterech tygodniach poziom odczuwanego przez nich szczęścia znacząco wzrósł. Pamiętając o wynikach tego interesującego badania, co wieczór – przed lekturą bajki – proszę swoje dzieci, żeby mi opowiedziały o dwóch, trzech dobrych rzeczach, które przydarzyły im się w ciągu dnia. Jeśli będziesz praktykować to proste ćwiczenie, nie tylko pomożesz dzieciom skupiać się na dobrej stronie życia: dowiesz się także, jakie rzeczy są dla nich naprawdę ważne. Jeśli mam być całkiem szczery, myślenie o najlepszych chwilach dnia nie jest czynnością, na którą moje dzieci reagują entuzjazmem; traktują to raczej jako przejaw oślego uporu ojca, który zrobił z tych wspominków niezbędny warunek przeczytania bajki na dobranoc. Ale jestem przekonany, że pomoże im to rozwinąć w sobie myślenie pozytywne, a jeśli nie – może przynajmniej znoszenie ojcowskiej fanaberii będzie dla nich pożytecznym ćwiczeniem z cierpliwości.

Kultywuj wdzięczność

Badania wykazały, że osoby, które częściej mówią „dziękuję" i silniej odczuwają wdzięczność, osiągają wyższe poziomy szczęścia. Ta zależność częściowo polega na tym, że uczucie wdzięczności pomaga kierować uwagę na pozytywną stronę życia. Dziękuj więc i przypominaj dziecku o tym, jak ważne jest okazywać wdzięczność innym. Niezależnie od tego, w jakim stopniu jesteś osobą religijną, możesz też wykorzystać godzinę rodzinnej kolacji, żeby okazać wdzięczność za jedzenie na stole i za to, że domownicy mają możliwość wzajemnie cieszyć się sobą. Ten prosty rytuał przyczyni się do tego, że dzieci będą umiały docenić swój dobry los i wszystkie rzeczy, które mają do dyspozycji.

Wspieraj pasje, które dają dziecku satysfakcję

Może się wydawać, że to koncept banalnie prosty, ale jeśli się nad tym zastanowić, idea okazuje się bardzo skuteczna. Osoby poświęcające czas na robienie rzeczy, które lubią, są szczęśliwsze niż ci, którzy zajmują się rzeczami nielubianymi. Mówiąc bardziej konkretnie, wykazano, że osoby mające jakieś hobby albo potrafiące zapamiętać się – aż do utraty poczucia czasu – w takich działaniach jak malowanie, sport czy gotowanie, są szczęśliwsze od innych, nieoddających się takim pasjom. Szanuj chwile, w których twój syn czy córka zatraca się w rysowaniu, zabawie lalkami, budowaniu z klocków czy oglądaniu bajek, staraj się motywować dziecko do takich zachowań. Zdolność wyłączenia się, zapomnienia o czasie jest bardzo wartościowa z punktu widzenia umiejętności odczuwania szczęścia.

Warto też pomagać dziecku, aby oddalało od siebie rzeczy, których nie lubi, przy których czuje się źle. Czasami dzieci wpadają w obsesję na punkcie przyjaciół, którzy nie traktują ich dobrze. Możesz wspierać dziecko, żeby bawiło się z tymi kolegami, z którymi jest mu przyjemnie, możesz pomagać mu zrozumieć, dlaczego nie czuje się dobrze w towarzystwie tych, którzy je źle traktują. Umiejętność wyboru przyjaciół też jest jednym z kluczy do emocjonalnego dobrostanu.

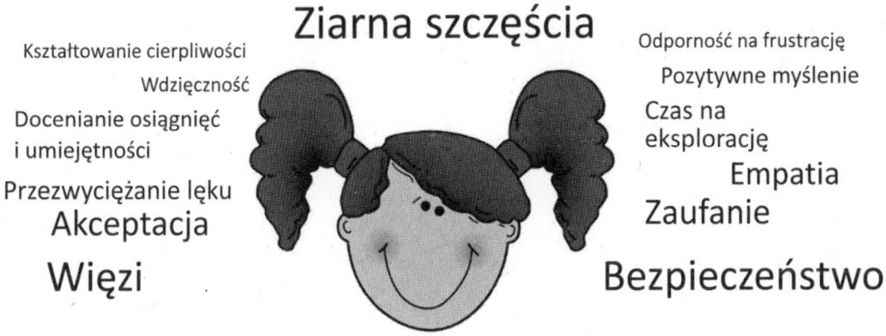

Zapamiętaj

Szczęście wymaga odpowiedniego współdziałania ludzkiego charakteru, bezpieczeństwa, zaufania, umiejętności obrony własnych praw i pozytywnego patrzenia na życie. Możesz przyczynić się do tego, że twoje dziecko przyswoi sobie pozytywny styl myślenia, pomagając mu odczuwać wdzięczność za drobne radości, które przynosi kolejny dzień, szukać pozytywnych stron codzienności i – przede wszystkim – wzmacniać w nim cierpliwość i odporność na frustracje.

CZĘŚĆ IV

Wzmacnianie mózgu intelektualnego

Rozdział 18

Rozwój intelektualny

„Zabawa jest tym sposobem nauki,
który nasz mózg lubi najbardziej".
DIANE ACKERMAN

Zdolności intelektualne to niemal wyłącznie domena kory mózgowej, najbardziej zewnętrznie położonego obszaru mózgu, który wszyscy kojarzymy z fałdami i niezliczonymi bruzdami. Jak już wiemy, mózg intelektualny odgrywa mniejszą rolę u dzieci niż u dorosłych. Noworodek przychodzi na świat z mózgiem niemal gładkim, prawie pozbawionym bruzd, i wchodzi w interakcje ze światem głównie za pomocą mózgu emocjonalnego. W miarę postępującej nauki i rozwoju nowych umiejętności w mózgu dziecka zaczynają się pojawiać setki miliardów nowych synaps, czyli połączeń nerwowych, którym dorosły mózg zawdzięcza swą objętość i charakterystyczne bruzdy. Za każdym razem, kiedy dziecko czegoś się dowiaduje – na przykład tego, że wypuszczony z ręki smoczek spada na podłogę i wydaje przy tym odgłos – w jego mózgu tworzą się nowe połączenia. Otaczający dziecko świat to najlepszy nauczyciel dla jego mózgu racjonalnego i w tym sensie jest rzeczą ogromnej wagi, żeby dziecko miało możliwość eksplorowania różnych rodzajów otoczenia w towarzystwie różnych osób. My, rodzice, możemy wnieść nasz skromny wkład w proces intelektualnego rozwoju dziecka: jesteśmy przecież głównymi osobami odpowiedzialnymi za nauczenie dziecka mowy, a także norm, zwyczajów i wiedzy o naszej kulturze. Nawet nieposiadający wykształcenia rodzic eskimoski nauczy swoje dziecko własnego języka, obchodzenia się z psim zaprzęgiem oraz różnic między harpunem na foki i harpunem wielorybniczym. Być może nauki, które przekażesz dziecku, nie będą miały wiele wspólnego z przekazem ojca-Eskimosa, ale w obu przypadkach będzie chodzić o próbę skutecznego zapoznania dziecka ze wszystkimi kluczami niezbędnymi do życia we własnej kulturze. Oprócz tego procesu transmisji zwyczajów i wiedzy rodzice mają też znaczący wpływ na rozwój intelektualny dzieci poprzez przekazywanie im własnego sposobu rozumowania. Sposób organizowania wspomnień, przetwarzania swojej historii i myślenia o przyszłości przenoszony jest z ojca na syna, przekształcając się w trudny do przecenienia rodzaj rozwoju intelektualnego młodego pokolenia.

Na podstawie własnego doświadczenia mogę stwierdzić, że relacje między rodzicami i ich potomstwem stanowią klucz do pełnego wykorzystania potencjału mózgu dziecka. Dla ludzkiego mózgu nie ma bardziej złożonego bodźca niż inna istota ludzka. Interpretowanie tonów głosu, najdrobniejszych zmian mimicznych, gramatyki zdań czy motywacji drugiego człowieka stanowi niepowtarzalne wyzwanie. Mimo to wielu rodziców daje się skusić na programy stymulacyjne instalowane na tabletach czy smartfonach, uważając, że to raczej tego typu aplikacje mogą być dla dziecka źródłem pożytecznych bodźców – bardziej nawet pożytecznych niż dłuższa chwila rozmowy z ojcem lub matką. Rodzice ci prawdopodobnie nie wiedzą, że mózg ludzki jest znacznie bardziej skomplikowany, plastyczny i efektywny niż jakikolwiek stworzony do tej pory komputer. Poniższe porównanie doskonale ilustruje niezwykłe bogactwo mózgu ludzkiego w zestawieniu z procesorami używanymi w celach edukacyjnych w naszych domach. Liczba operacji wykonywanych w ciągu sekundy przez tablet, z którego miliony dzieci na świecie korzystają przy zabawie – na przykład iPad 2 – to 160 megaflopów (megaflop to jednostka mocy obliczeniowej komputerów). Odpowiedni wskaźnik dla mózgu ludzkiego to 2,2 miliarda megaflopów. Inaczej mówiąc, mózg jest mniej więcej 12 milionów razy bardziej skomplikowany niż iPad 2. Gdyby komputery miały wywierać korzystny wpływ na ludzką inteligencję, od roku 2000 (a więc od czasu, kiedy używanie Internetu stało się naprawdę powszechne), a jeszcze bardziej od roku 2010 (od kiedy rozpowszechniły się smartfony) powinniśmy zauważać coroczny, choćby drobny przyrost naszej inteligencji. Byłoby to wspaniałe, jestem jednak przekonany, że nie zauważasz takiego efektu. Ale za to – jeśli jesteś częstym użytkownikiem technologii komputerowych – prawdopodobnie wykazujesz mniejszą cierpliwość, kiedy musisz na coś zaczekać, łatwiej się nudzisz i z trudem przychodzi ci posiedzieć na ławce w parku bez spoglądania na ekran telefonu komórkowego. Jak możesz się przekonać samodzielnie, technologia nie wywarła pozytywnego wpływu na twój mózg, a raczej zrobiła z ciebie osobę mniej cierpliwą. Całkiem prawdopodobne, że odczuwasz też częściej bóle szyi i masz zmniejszoną ostrość widzenia. Jeśli chcesz podzielić się tymi „korzyściami" z rozwijającymi się mózgami twoich dzieci, wystarczy, że ściągniesz aplikacje stworzone po to, żeby przyciągnąć uwagę najmłodszych, i zostawisz w zasięgu małych rączek swoje urządzenia elektroniczne. Ja osobiście jestem przekonany, że za kilka lat wszystkie tego typu produkty będą sprzedawane wraz z ulotkami wyliczającymi ich niebezpieczeństwa dla zdrowia i efekty uboczne.

W tych wstępnych uwagach do kolejnej części książki chciałbym nie tylko przekazać pogląd, że technologia nie wydaje się mieć korzystnego wpływu na mózg dziecka, lecz także wyjaśnić, jak rozumiemy dziś określenie „zdolności intelektualne". Wiele osób utożsamia je z ilorazem inteligencji (IQ[6]). Pojęcie to powstało w początkach XX wieku i miało pomóc klasyfikować dzieci w zależności od poziomu ich inteligencji, po to żeby zwracać szczególną uwagę na te, które najbardziej tego potrzebowały. Pierwsze głosy krytyczne wobec tego podejścia podnosiły fakt, że dzieci, którym normalny system edukacyjny sprawiał największe trudności, były z niego wykluczane i kierowane do systemu edukacji specjalnej. Dziś pojęcie IQ też jest często krytykowane, bo nie pozwala ocenić wszystkich zdolności intelektualnych, a te, które mierzy, niekoniecznie mieszczą się we współczesnym rozumieniu słowa „inteligencja". Trady-

[6] Od ang. *intelligence quotient* – przyp. tłum.

cyjnie ludźmi inteligentnymi nazywano osoby dobrze wykształcone i na wysokim poziomie kultury; dziś zaś większość specjalistów określa tak osoby mniej wykształcone, ale sprytniejsze. Powód jest bardzo prosty: człowiek może zgromadzić ogromną wiedzę i sprawiać bardzo inteligentne wrażenie, a jednocześnie mieć trudności z adaptowaniem się do nowych sytuacji i nieumiejętnie realizować swoje cele. Ktoś taki zostanie zdystansowany przez innych ludzi – bystrzejszych, umiejących wykorzystać okoliczności. Inteligencja ma więc wiele odcieni i prawdopodobnie jej najlepsza definicja to „zdolność rozwiązywania nowych problemów i dostosowywania się do otoczenia". Taka formuła lepiej definiuje samo pojęcie inteligencji, iloraz inteligencji pozostaje zaś w dalszym ciągu miarą odnoszącą się raczej do poziomu rozwoju akademickiego, socjoekonomicznego i zawodowego człowieka. Chciałbym przez to podkreślić, że choć wielkie znaczenie ma bycie bystrym, sprytnym czy „cwanym", jak zwykliśmy to nazywać w języku codziennym, to jednocześnie – zgodnie z wynikami prowadzonych badań – wykształcenie i rozbudowany bagaż kulturowy również są wysoko cenionymi atrybutami. W tej sprawie, podobnie jak w tylu innych kwestiach dotyczących rozwoju, najlepszą formułą jest zdrowa równowaga: największe korzyści zapewniają odpowiednie proporcje między wiedzą a inteligencją. Dlatego też uważam, że ogromne znaczenie dla dziecka ma nasza pomoc zarówno w rozwijaniu jego sprytu, jak i wiedzy we wszystkich dziedzinach życia.

Zdolność rozwiązywania problemów nie jest jedynym narzędziem, jakim dysponuje mózg intelektualny. Używam tu słowa „narzędzie", bo z punktu widzenia mózgu wszelkie tego typu umiejętności są jedynie narzędziami pozwalającymi nam przeżyć i pomagającymi osiągnąć nasz pełny rozwój. Zdolność skupiania uwagi i koncentracja, panowanie nad mową, pamięć, inteligencja wizualna[7] bądź wykonawcza[8] to umiejętności intelektualne, które nierzadko zdarza się nam przeoczyć, a które wpływają w decydującym stopniu na nasz sposób myślenia, rozwiązywania problemów, podejmowania decyzji i osiągania celów, które sobie w życiu stawiamy. Dziecko z wysoko rozwiniętą inteligencją wizualną będzie skłonne rozwiązywać problemy w sposób bardziej intuicyjny. Takie, które ma dobrą pamięć, potrafi przypominać sobie podobne sytuacje z przeszłości, co pozwala mu szybciej radzić sobie z problemami. Uważne dziecko potrafi dostrzegać szczegóły, różnice i skupiać się aż do końcowego rozwiązania zadania. Dziecko dobrze władające mową umie wyrażać swoje argumenty i opinie w sposób jasny i przekonujący, a to o dobrze rozwiniętej samokontroli potrafi zaczekać na odpowiedni moment i upolować swoją „zdobycz" w locie. Ktoś, kto ćwiczyłby wszystkie te zdolności i umiał je stosować we właściwej kombinacji, niewątpliwie miałby w życiu ogromną przewagę nad innymi ludźmi.

W niniejszej, ostatniej części książki omówimy najważniejsze narzędzia, jakimi dysponuje mózg intelektualny, a także praktyczne i proste strategie, dzięki którym możesz wspierać jego rozwój u dziecka. Na tym etapie pewnie się już domyślasz, że nie napotkasz tu skomplikowanych hie-

[7] Wrażliwość na obrazy, relacje przestrzenne, kształty, kolory – przyp. tłum.
[8] Inaczej inteligencja niewerbalna, pozwalająca np. rozwiązywać testy obrazkowe niezawierające słów – przyp. tłum.

roglifów ani tabel z zadanymi ćwiczeniami. Zostało udowodnione, że programy komputerowe zaprojektowane, by ćwiczyć intelekt dziecka, nie mają żadnego (pozytywnego) wpływu na jego inteligencję, gdyż nie potrafią naśladować sposobu, w jaki mózg dziecka uczy się i rozwija. Dlatego w dalszych rozdziałach książki trafisz raczej na praktyczne pomysły, dzięki którym w codziennych zajęciach i rozmowach ty oraz twoje dziecko będziecie się mogli bawić w myślenie, zapamiętywanie lub skupianie uwagi – a wszystko w sposób wzmacniający naturalne procesy rozwojowe zachodzące w mózgu. Powiemy sobie również o sześciu obszarach rozwoju intelektualnego dziecka, przez większość specjalistów uznanych za najważniejsze.

Rozdział 19

Uwaga

„Sukces w życiu zależy nie tyle od talentu, ile od zdolności skupiania się i wytrwałości w dążeniu do upragnionego celu".
CHARLES W. WENDTE

Umiejętność koncentracji jest jak okno, przez które porozumiewamy się ze światem. Wyobraź sobie, że masz obejrzeć trzy domy, żeby któryś z nich kupić. Pierwszy z nich ma obszerny salon z jednym tylko oknem. Okno jest małe, dociera przez nie niezbyt dużo światła i trzeba przechodzić od jednej krawędzi do drugiej, żeby obejrzeć krajobraz. W drugim domu w salonie dominuje wielkie mozaikowe okno. W pierwszej chwili wydaje ci się to bardzo atrakcyjne i zabawne, ale liczne, pooddzielane ramkami szybki w różnych kolorach sprawiają, że nie możesz się wygodnie przyjrzeć otoczeniu. Nie wiesz, na której części okna się skupić, a całe pomieszczenie, mówiąc szczerze, jest dość ciemne. Jest wreszcie trzeci salon, a w nim ogromne okno umożliwiające wspaniały widok na okoliczny pejzaż i wpuszczające do wnętrza wystarczającą ilość światła. Natychmiast nabierasz ochoty, żeby tu zasiąść i kontemplować krajobraz albo komfortowo czytać przy oknie. Uwaga jest równie ważna jak rozmaite okna, które można zainstalować w pokoju. Kiedy jest wąska, trudno mieć dobry widok na otaczające nas rzeczy, niełatwo też zbierać napływające ze świata informacje. Gdy jest pokawałkowana, z trudem przychodzi nam skoncentrować się i korzystać z zewnętrznego światła. Kiedy zaś mamy uwagę szeroką i spokojną, lepiej się koncentrujemy, potrafimy zauważyć rozmaite szczegóły świata, który nas otacza, i bez trudu chłonąć wiedzę o nim.

Szeroka uwaga

Osoby dorosłe zapisują się często na kursy relaksowania się, na zajęcia z jogi lub tai-chi, żeby utrzymać szerokość swej uwagi. Ludzie ci mają nadzieję, że ich umysł stanie się dzięki temu bardziej oświecony i przenikliwy. Menedżerowie wielkich firm ćwiczą uważność – cechę, która, jak wiemy, poprawia zdolność koncentracji i kreatywność, ułatwia podejmowanie decyzji i produktywność. A jednak ojcowie i matki na całym świecie wciąż pobierają na swoje telefony komórkowe rozmaite gry i aplikacje z myślą o tym, żeby korzystając z nich, ich dzieci uczyły się reagować coraz szybciej i coraz bardziej wybiórczo. Po cóż właściwie ktoś miałby przyzwyczajać swoje dzieci do tego, żeby zwrócone na świat okno ich uwagi było coraz mniejsze, coraz węższe i składało się z coraz drobniejszych kawałków? Szczerze mówiąc, nie wiem. Na pewno ma to coś wspólnego z rozpowszechnionym w wielu środowiskach przekonaniem, że gry wideo i aplikacje dla dzieci ćwiczą umysł i wzmacniają rozwój mózgu. Wiemy jednakże, że aplikacje na komórkę, gry wideo i telewizja nie mają żadnego pozytywnego wpływu na mózg. Prawdopodobnie jakiś zdezorientowany czytelnik albo przyjaciel, któremu przekażesz przeczytane przed chwilą słowa, powie w tym momencie, że wykazano przecież, jak bardzo aplikacje dla dzieci przyspieszają proces podejmowania decyzji albo zwiększają zdolności wizyjno-przestrzenne. Istotnie, można znaleźć pewne badania, które na coś takiego wskazują. Jako specjalista mogę jednak zapewnić, że badania te były błędnie zaprojektowane, źle przeprowadzone i mylnie zinterpretowane. Wynika z nich jedynie, że dzięki takim grom dzieci stają się szybsze i bardziej precyzyjne. Przeprowadzono jednak bardzo wiele innych badań – lepiej zaprojektowanych – które dowodzą, że dzieci pozostające w regularnym kontakcie z ekranami komórek, tabletów czy komputerów łatwiej się irytują, są mniej uważne oraz mają słabszą pamięć i koncentrację niż ich rówieśnicy wolni od takich nawyków.

Zbędny pośpiech

Inny powód, dla którego wielu rodziców pozwala synom i córkom bawić się grami wideo, to chęć przyspieszenia rozwoju dziecka. Kiedy powinno ono uczyć się rysować ołówkiem prostą linię, rodzice chcą, żeby obsługiwało tablet, a kiedy powinno swobodnie się bawić i przenosić w wyobraźni do świata czarodziejów i księżniczek, rodzice chcą z nich zrobić gwiazdy prowadzące motocykle na ekranie komputera. Wielu rodziców wyraża przekonanie, że dzięki tego rodzaju grom dzieci stają się szybsze, tak jakby była to najważniejsza rzecz w trakcie dorastania. Tymczasem szybkość percepcji, co trzeba sobie koniecznie uświadomić, jest jedną z tych zdolności intelektualnych, które powinny się rozwijać stopniowo. Na początku dziecko skupia się na danym obiekcie przez krótki czas; jego uwagę zawsze przyciąga coś, co się rusza lub wydaje dźwięki. Z czasem potrafi się koncentrować dłużej i w sposób bardziej wolicjonalny. Obiekt nie musi już się ruszać, błyskać światłami czy wydawać dźwięków. Jeszcze później dziecko uczy się świadomie kontrolować swoją uwagę. Może przez dłuższy czas trwać w spokoju i zaczyna spędzać krótsze czy dłuższe okresy na samodzielnej zabawie. Na tym etapie wielu rodziców zaczyna zachęcać dzieci do korzystania z komórek lub tabletów, proponując gry, w których trzeba strzelać do latających prosiaczków, przemieszczać motocykl z jednego miejsca na inne albo spotykać się z gburowatymi ptakami poruszającymi się po całym ekranie. Moim zdaniem nie prowadzi to do wydłużenia czasu koncentracji ani lepszej kontroli własnego umysłu. Wręcz przeciwnie: sądzę, że jest to krok w tył, ponieważ wracamy w ten sposób do modelu, w którym dziecko reaguje jedynie na dźwięki, ruch i sygnały świetlne – tyle że tempo poruszania się obiektów i ich przemian jest znacznie większe. To tak, jakby dziecku, które właśnie zaczęło chodzić, podarować motocykl o pojemności ośmiuset centymetrów sześciennych.

Wartość uwagi

Istnieje jeszcze jeden powód, być może ważniejszy, dla którego nie wierzę w pozytywne działanie na mózgi tak małych dzieci zabaw wykorzystujących wspomniane technologie. W mózgu emocjonalnym znajduje się obszar nazywany prążkowiem, który odgrywa ważną rolę w rozwoju naszych gustów i upodobań. Obszar ten, ściśle związany z uwagą, rozpoznaje, które działania czy zabawy są dla nas najlepsze, analizując głównie dwa czynniki. Pierwszy to intensywność bodźca, a drugi – szybkość osiągania satysfakcji. Im bardziej nowatorski, sprawiający przyjemność, krzykliwy i szybki jest bodziec, tym łatwiej prążkowie „zakochuje się" w związanej z nim czynności. Problem polega na tym, że prążkowie może wchodzić w tego typu interakcje z ograniczoną liczbą obiektów pożądania, podobnie jak ktoś zakochany do szaleństwa myśli tylko o jednej osobie. Dlatego też dziecko, które nawiązuje emocjonalne relacje z tabletami i grami wideo, może stracić wszelkie zainteresowanie dla innych rzeczy, takich jak rozmowa z rodzicami, zabawa lalkami, jazda na rowerze, nie wspominając już o zwracaniu uwagi na nauczycielkę czy na odrabianie lekcji. Takie dzieci mogą się wydawać mało uważne i czasem diagnozuje się u nich zaburzenia koncentracji, podczas gdy tak naprawdę są one słabo zmotywowane (albo w ogóle niezmotywowane). Przypomina to sytuację dzieci nałogowo jedzących słodycze: zatracają one upodobanie do innych, mniej słodkich pokarmów, które w innych epokach i kulturach były lub są nadal prawdziwymi smakołykami, jak na przykład owoce. Dziecko, które spędza czas, bawiąc się grami wideo, ponosi ryzyko, że utraci wszystkie inne zainteresowania. Z wiekiem problem może się tylko pogarszać, bo jedynymi bodźcami przynoszącymi dostateczną satysfakcję, żeby konkurować z grami wideo o „miłość" prążkowia, stają się narkotyki, zabawa i seks. Może się to wydawać nieco okrutne, ale – jak wspomniałem na początku książki – mózg nie działa ani tak, jak nam się wydaje, ani tak, jak byśmy chcieli. Działa tak, jak działa, a prążkowie jest strukturą, której trzeba dobrze pilnować i chronić, bo odgrywa ważną rolę w zaburzeniach związanych z uzależnieniami i deficytem uwagi. Podobnie jak kucharz musi ćwiczyć swoje podniebienie, tak i rodzice powinni mieć na liście zadań ćwiczenie emocjonalnego „podniebienia" dziecka, po to żeby umiało czuć różne „smaki" i cieszyć się wszystkimi odcieniami i fakturami życia, zanim wystawi się je na bodźce na tyle silne, że nawet ludzie dorośli czują się wobec nich bezbronni.

Prążkowie
- Koncentracja.
- Przypisywanie rzeczom wartości emocjonalnej.
- Podejmowanie decyzji.

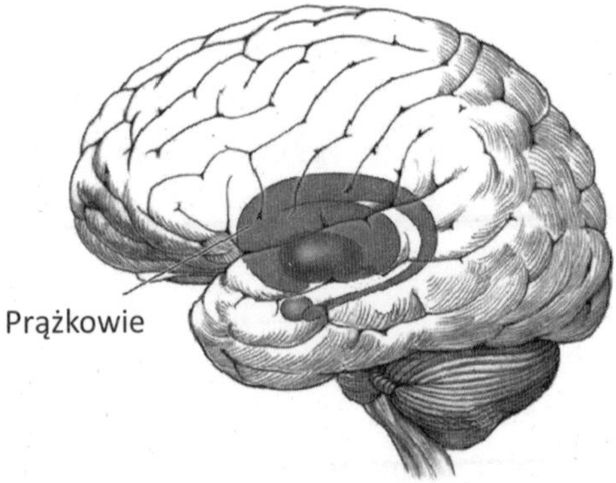

Nie jestem wcale jedynym, który ma taką właśnie opinię na temat urządzeń elektronicznych. Mógłbym zacytować też innych kolegów i specjalistów od edukacji będących orędownikami ograniczenia czasu ekspozycji na te urządzenia, ale i tak możemy sprawiać wrażenie odizolowanych od życia naukowców ekscentryków. Wolę więc posłużyć się przykładami osób, które poruszają się po realnym świecie i na pewno nie mają nic przeciwko technologii. Mam nadzieję, że ich doświadczenia wydadzą się dostatecznie istotne. W 2010 roku kiedy pewien dziennikarz zapytał Steve'a Jobsa o aplikacje na iPada, których najchętniej używają jego córki (mające wtedy piętnaście i dwanaście lat), Jobs odpowiedział: „Jeszcze ich w ogóle nie używały. Moja żona i ja ograniczamy córkom dostęp do technologii". Bill Gates też bardzo restrykcyjnie podchodzi do kontaktu swoich dzieci z ekranami urządzeń elektronicznych. Nie pozwalał dzieciom korzystać z komputera ani z Internetu, aż osiągnęły wiek dziesięciu lat. Także i później ich dostęp do ekranów był bardzo ściśle uregulowany. Czterdzieści pięć minut od poniedziałku do piątku i godzina dziennie w weekendy. Nie sądzę, aby dało się znaleźć bardziej wymowne przykłady niż właśnie Steve Jobs czy Bill Gates. Ta sama tendencja jest zresztą charakterystyczna dla menedżerów wielkich korporacji technologicznych. W październiku 2011 roku „New York Times" opublikował artykuł zatytułowany *Szkoła w Dolinie Krzemowej, w której nie używa się komputera.* W szkole Waldorf School of the Peninsula, położonej w samym środku Doliny Krzemowej, uczy się młodzież według starych wzorców. Nie ma tam tablic elektronicznych ani klawiatur do robienia notatek. Zamiast tego uczniowie brudzą sobie palce kredą i poprawiają swoje zapiski w zeszycie długopisem za każdym razem, kiedy się pomylą. Poświęcają czas na uprawianie ogródków warzywnych, malują, a także rozmyślają. Najdziwniejsze w tej szkole jest to, że zapełniający klasy uczniowie są dziećmi menedżerów wielkich firm z Doliny Krzemowej, takich jak Apple, Yahoo!, Google, Microsoft, Facebook i innych. Ich rodzice wolą, żeby dzieci uczyły się w tradycyjnym stylu, bo wiedzą, że nowe technologie nie sprzyjają rozwojowi umysłowemu dziecka.

Dowodów dotyczących efektów działania tego typu bodźców – telewizji, gier, smartfonów, tabletów – na małe dzieci jest wiele. Amerykańska Akademia Pediatrii (American Academy of Pediatrics) zaleca, żeby dzieci poniżej szóstego roku życia nie używały ekranów, a Klinika Mayo (Mayo Clinic) – jedna z najbardziej prestiżowych instytucji medycznych w USA – rekomenduje ograniczenie użytkowania urządzeń elektronicznych przez dzieci w tej grupie wiekowej, żeby zapobiec wypadkom w postaci deficytu uwagi. Być może popełniam błąd, ale z moją znajomością neurofizjologii i procesu rozwoju intelektualnego nie mam w swoim telefonie ani w tablecie żadnej aplikacji dla dzieci. Od czasu do czasu dzieci oglądają z nami w telefonie zdjęcia z wakacji albo z dnia, w którym wspólnie piekliśmy ciasto. Ale nie grają w żadne gry. Ograniczamy też czas spędzany przed telewizorem. Wolę w każdym razie mylić się, postępując zgodnie z własną intuicją – która przypadkiem jest spójna z zaleceniami Amerykańskiej Akademii Pediatrii i Kliniki Mayo – niż zachowywać się wbrew sobie, bo jakiś znajomy przeczytał właśnie pewien artykuł w jednym z czasopism poświęconych dzieciom.

Menedżerowie wielkich korporacji technologicznych nie mają w tej sprawie wątpliwości, Amerykańska Akademia Pediatrii i Klinika Mayo też nie. A ty masz? Licząc się z tym, że może tak być, i wiedząc, że niektórzy rodzice nie ustaną w swej determinacji, żeby korzystać z urządzeń elektronicznych dla treningu intelektualnego dzieci, postanowiłem poświęcić nieco dalej cały rozdział na przegląd programów i aplikacji edukacyjnych, które wydają mi się najbardziej odpowiednie dla użytkowników w wieku od zera do sześciu lat. Opisuję tam ich główne zalety i wyjaśniam, na czym polega ich wartość. Możesz ich używać ze swoimi dziećmi, ilekroć chcesz, bo są stuprocentowo bezpieczne.

Skoro wiesz już, jakie rodzaje aktywności mogą wpływać na pełen rozwój uwagi u dzieci, opowiem ci o paru prostych strategiach, dzięki którym możesz ten rozwój wesprzeć.

Spędzaj czas z dziećmi

To bardzo prosta strategia. Dzieci, które spędzają więcej czasu z wynajętymi opiekunami, spędzają też więcej czasu przed telewizorem. Być może dlatego trudności z koncentracją występują częściej w rodzinach z klas wyższych, w których oboje rodzice przebywają dużo czasu poza domem i zostawiają dzieci w rękach opiekunów. Dla wielu rodziców dłuższy pobyt w domu może być po prostu niemożliwy i rzeczywiście muszą oni korzystać z usług osób z zewnątrz. Z takimi rodzicami chętnie podzielę się sztuczką, którą stosowałem, kiedy przez dwa letnie tygodnie moje dzieci pozostawały w rękach opiekunki, jako że skończyły szkołę, a my z żoną wciąż jeszcze pracowaliśmy: każdego ranka przed wyjściem do pracy wyjmowałem z gniazdka kabel od telewizora. Stwierdziłem, że kiedy dzieci spędzają poranek w domu bez telewizora, są potem znacznie bardziej uśmiechnięte i wypełniają sobie czas rozmaitymi działaniami. Ograniczenie ilości czasu spędzanego przez dzieci przed telewizorem, zabawa i przebywanie z nimi to z punktu widzenia zdolności koncentracji najlepsze zabezpieczenia.

Pozwól im się wyładować

Do utrzymywania koncentracji i napiętej uwagi potrzebna jest samokontrola. Jeśli dziecko spędziło cały dzień w szkole, przestrzegając norm obowiązujących w klasie i w relacjach z kolegami, obszar mózgu odpowiedzialny za samokontrolę może być nieco zmęczony. Aby odzyskać pełną sprawność, obszar ten potrzebuje odpoczynku. Najlepszą jego formą jest pozwolenie dziecku, żeby się swobodnie pobawiło i wyładowało. Wykazano, że dzieci, które bawią się swobodnie w parku albo uprawiają jakiś sport, lepiej kanalizują swoją energię i mają znacząco obniżone ryzyko zaburzeń związanych z deficytem uwagi. Oferuj dziecku codziennie trochę czasu na to, żeby się wyładowało i bawiło bez skrępowania.

Nie przerywaj

Utrzymywanie uwagi wymaga rozwiniętej umiejętności koncentracji. Jeśli chcesz uniknąć tego, żeby nawet lot muchy rozpraszał twoje dziecko, mam dla ciebie pewną sugestię:

nigdy nie zakłócaj koncentracji dziecka. To prawdopodobnie najlepsza rada, jakiej mogę ci udzielić: szanuj te chwile, w których dziecko jest spokojne, ogląda bajkę albo jest pochłonięte zabawą przy użyciu którejś ze swoich zabawek. Są to chwile pełnej koncentracji i naprawdę warto je uszanować. Podobnie możesz pomóc dziecku, szanując jego przestrzeń, kiedy bawi się z innymi dziećmi. Jeśli odczuwasz nieposkromioną chęć włączenia się, zrób to, ale staraj się postępować zgodnie z regułami zabawy, zamiast obejmować funkcję kierownika. I jeszcze jedno: unikaj przerw i przeskoków, kiedy bawicie się albo rozmawiacie z dzieckiem; skoncentruj się na jednej czynności, nie skacz z tematu na temat w trakcie konwersacji ani nie zmieniaj co parę chwil zabawy. Szanuj tok myślenia dziecka.

Pomóż dziecku spokojnie się koncentrować

Środowisko wpływa na stopień rozluźnienia lub pobudzenia mózgu. Z pewnością czujesz się spokojniej, kiedy spacerujesz po łące, niż kiedy znajdujesz się w centrum wielkiego miasta. Możesz pomóc swojemu dziecku rozwijać spokojną uwagę, tworząc przestrzenie i chwile, w których będzie mogło poczuć się zrelaksowane. Jeśli masz zamiar z nim porozmawiać albo jeśli chcecie rysować, wybierz do tych czynności spokojny czas: kiedy jego młodszy brat śpi, zanim zabierzesz się do gotowania albo po skończonym podwieczorku. Jeżeli macie robić coś, co wymaga uwagi, jak czytanie bajki czy szykowanie biszkoptu, unikaj rzeczy, które mogą rozpraszać dziecko. Posprzątaj stół, na którym będziecie pracować, zdejmij z niego niepotrzebne przedmioty, usuń zabawki z zasięgu wzroku dziecka czy po prostu wyłącz telewizor. Możesz też nastawić jakąś łagodną muzykę o relaksującym działaniu. Dzieci są zwykle zachwycone muzyką klasyczną i jazzem; takie dźwięki mogą im pomóc w koncentracji, o ile odtwarzany utwór ma spokojny rytm. Możecie też zrobić jakieś przeznaczone dla dzieci ćwiczenie z uważności. Uważność jest zdolnością angażowania pełnej uwagi w bieżącą chwilę. Możecie położyć się na wznak na łące i po prostu przyglądać się przepływającym nad wami chmurom albo patrzeć, jak poruszają się liście na drzewach. Możecie też – siedząc w parku – zamknąć oczy i słuchać rozmaitych dźwięków dobiegających z otoczenia. Dobrze działa również przytulenie głowy dziecka do swojej piersi, żeby słyszało bicie twojego serca albo oddech. Kiedy któreś z moich dzieci ma kłopot z zaśnięciem, z pomocą przychodzi nam bardzo proste ćwiczenie pozwalające dobrze się zrelaksować. Proszę dziecko, żeby spróbowało uchwycić powietrze. Ponieważ nie można tego zrobić rękami, proszę o łapanie nosem. Warunek jest tylko jeden: trzeba to robić bardzo wolno, napełnić powietrzem brzuch, a potem je równie wolno wypuścić. Jakakolwiek aktywność, przy której dziecko zogniskuje uwagę na tym, co dzieje się w danej chwili, może mu pomóc w nabyciu umiejętności spokojnego koncentrowania się. Kiedy dorośnie, będzie umiało skupiać się i relaksować.

Naucz dziecko utrzymywać uwagę do końca zadania

Koncentracja to umiejętność utrzymania uwagi przez cały czas potrzebny do dokończenia tego, co robimy. Jest rzeczą normalną, że dzieci dość szybko tracą zainteresowanie i z trudem przychodzi im doprowadzenie działania do końca. Ale możesz pomóc swojemu dziecku uniknąć rozproszenia uwagi. Kiedy widzisz, że zaczyna tracić wątek albo zainteresowanie – bądź kiedy już je straciło – nakieruj znów jak najszybciej jego uwagę na to, co robi. Chodzi o to, żeby udało się doprowadzić do końca to, co zaczęliście wspólnie robić – czy będzie to pieczenie ciasta, czy robienie kukiełki z plasteliny. Czasami nie jest to możliwe, bo maluch jest zmęczony albo zadanie zajmuje więcej czasu, niż dziecko w jego wieku jest w stanie wytrzymać. W sytuacji gdy jego uwaga zaczyna się rozpraszać, siądź przy nim i pomóż mu zachować skupienie. Kiedy widzisz, że jest już za bardzo zmęczony, umów się z nim, jaka część pracy ma zostać jeszcze wykonana. Gdy dotrzecie do punktu, który sobie wyznaczyliście, pogratuluj dziecku. Ważne jest, żeby czuło satysfakcję z powodu wysiłku, który włożyło w wykonaną pracę.

Zapamiętaj

Pełne skupienie osiągamy wtedy, gdy nasza uwaga jest intensywna, towarzyszy jej spokój i kiedy utrzymuje się aż do końca wykonywanej czynności. Zapobieganie kontaktom dziecka z ekranami jest pierwszym elementem strategii mającej chronić normalny rozwój jego zdolności do skupiania się. Można ten rozwój wesprzeć, pomagając dzieciom bezpośrednio w koncentrowaniu się, w przyswajaniu sobie stylu konwersacji wolnego od częstych i nagłych zmian tematu, w uprawianiu ćwiczeń fizycznych – albo tworząc odpowiednią atmosferę dla tego typu działań.

ROZDZIAŁ 20

Pamięć

„Gdyby historia była zapisywana w formie bajek,
nigdy by jej nie zapominano".
RUDYARD KIPLING

Dobra pamięć pozwala łatwo się uczyć i zapamiętywać przyswojoną wiedzę. Dziecko, które ma dobrą pamięć, uczy się szybciej, zapamiętuje więcej szczegółów i, mówiąc ogólnie, lepiej korzysta z całego procesu nauki. Dla kogoś takiego studiowanie i nauka to zajęcia łatwe i stymulujące. Jestem pewien, że wśród czytelników tej książki nie ma ani jednej osoby, która nie chciałaby, żeby jej dziecko albo uczniowie poprawili swoją zdolność uczenia się i zapamiętywania. A jednak z doświadczenia wiem, że rodzice mają zwykle nikłe pojęcie o tym, jak można pomóc dzieciom w rozwijaniu pamięci. W większości przypadków nie zastanawiają się nad tym, nie wiedzą, jak to zrobić, albo wierzą, że to szkoła ma nauczyć dzieci, jak zapamiętywać. Niestety, żadna z tych postaw nie daje dobrych rezultatów.

Wiemy, że struktura pamięci dziecka wykształca się zasadniczo w pierwszych latach życia i że rodzice odgrywają w tym procesie ogromnie ważną rolę. W tym kontekście mogę zapewnić, że nasz wkład jako rodziców w rozwój pamięci dziecka jest absolutnie kluczowy.

Pomoc udzielona dziecku w procesie kształtowania się jego pamięci pozwoli mu się lepiej uczyć i zapamiętywać oraz być w przyszłości lepszym studentem, ale nie tylko. Napoleon Bonaparte powiedział, że umysł bez pamięci jest jak armia bez garnizonu – i w dużym stopniu miał rację. Przyjrzyjmy się prostemu przykładowi. Wiemy, że pamięć jest funkcją ogromnie ważną przy rozwiązywaniu problemów. Z pewnością trzymasz tę książkę w dłoniach dlatego, że w obliczu sytuacji nowej bądź nieco kłopotliwej – jaką jest wychowywanie dzieci – twoja pamięć podsunęła ci inne, podobne sytuacje, w których pomógł ci dobry poradnik albo wskazówka specjalisty. Możliwe też, że w bliskiej przyszłości, może już jutro, przypomnisz sobie którąś z przeczytanych tu rad i podejmiesz dobrą decyzję związaną z wychowaniem twoich dzieci. W obu wypadkach pamięć dopomaga lepiej rozwiązać problem. Pamięć jest też kluczem do tego, żeby dzieci zrealizowały swoje marzenia i czuły się szczęśliwsze, ponieważ – jak zobaczymy za chwilę – właśnie pamięć pomaga dziecku odczuwać większą pewność siebie.

Podobnie jak to jest w przypadku innych zdolności poznawczych, wpływ na pamięć mają nasze geny, ale dzięki plastyczności mózgu można też ją kształcić i wzmacniać. Kiedy miałem dziesięć lat, robiono nam w szkole test na inteligencję. Spośród wszystkich dzieci mojego rocznika – a było nas ponad sto dwadzieścioro – dostałem najmniej punktów w tej części testu, która mierzyła pamięć. Dziś zarabiam na życie, pomagając ludziom odzyskać pamięć, i mogę z dumą powiedzieć, że jestem w stanie w parę minut nauczyć się imion dwudziestu nowych uczniów przychodzących na moje zajęcia, a poza tym pamiętam sporą część tego, czego nauczyłem się podczas studiów na uniwersytecie. Dzięki swojemu doświadczeniu osobistemu i zawodowemu mam pewność, że pamięć naprawdę można wzmacniać, o ile stosuje się odpowiednie strategie. W tym rozdziale dowiemy się, jak rozwijać pamięć dziecka i jak ją wzmacniać, żeby ułatwić dziecku naukę i zapamiętywanie, ale także wyrobić w nim nawyk pozytywnego myślenia.

Opowiadaj dziecku o jego życiu

Wiemy, że rozwój pamięci u dziecka ma w znacznym stopniu związek z rozmowami matki z dzieckiem. Kiedy matki konwersują ze swoimi dziećmi, zwykle opowiadają o rzeczach, które albo właśnie się dzieją, albo wydarzyły się przed chwilą, albo wcześniej w ciągu dnia – albo też w dniach poprzednich. Podczas tych rozmów mamy opracowują krótkie historyjki, które służą zarówno do przyciągnięcia uwagi dziecka, jak i do uporządkowania omawianych wydarzeń. Nazywamy te historyjki narracjami. Zobaczmy, jak one funkcjonują.

Cecylia i jej mama spotykają na ulicy panią, która daje dziewczynce w prezencie cukierka. Kiedy obie docierają do domu, mama opowiada dziadkowi, że Cecylia miała dzisiaj szczęście, bo pewna sympatyczna pani podarowała jej truskawkowego cukierka. Dwa miesiące później dziewczynka i jej mama znów spotykają tę samą kobietę – tym razem w supermarkecie. Mama pyta córkę: „Pamiętasz tę panią?", na co Cecylia odpowiada: „Tak, dała mi truskawkowego cukierka". Wydaje się, że opowiadanie historii jest niezmiennym obyczajem naszego gatunku. We wszystkich plemionach rodzice opowiadają dzieciom historie i wszystkie kultury mają swoje własne bajki i legendy, które przekazują z pokolenia na pokolenie. Od lat badacze interesują się powodami, dla których istoty ludzkie tak bardzo lubią wymyślać opowieści. Większość naukowców uważa, że chodzi tu o skuteczny sposób rejestrowania przeszłości i wyobrażania sobie przyszłości. Wszyscy też zgadzają się, że opowiadanie o własnym życiu i o wymyślonych wydarzeniach pomaga nadać strukturę pamięci dziecka i zorganizować ją. Dziecko rzeczywiście opracowuje swoje własne opowieści, żeby je zapamiętywać. Jeszcze przed skończeniem dwóch lat zaczyna opowiadać krótkie historyjki na temat tego, co przyciągnęło jego uwagę, bo chce te wydarzenia lepiej sobie utrwalić. A więc jeśli wybrało się do zoo, zaraz po powrocie do domu albo przed pójściem do łóżka opowie mamie, że „niedźwiedź machał do nas ręką". Ta krótka historyjka, którą dziecko tworzy, pomaga mu lepiej zapamiętać niedźwiedzia i ruch jego łapy. Wszyscy ojcowie i matki mogą wzmacniać tę naturalną skłonność do układania historyjek, pracując wraz z dziećmi nad narracjami o tym, co wspólnie widzieli: o przyjęciu urodzinowym, o odwiedzinach dziadków czy o przechadzce do supermarketu. W ten sposób dziecko nauczy się zapamiętywać w sposób bardziej wyrazisty i zorganizowany.

Wspieraj pozytywno-elaboratywny styl rozmowy

Wiemy, że różne mamy mają odmienne style tworzenia narracji. Niektóre bardzo szczegółowo dopracowują swoje historie, inne bardzo dużo tłumaczą, jeszcze inne załatwiają rzecz skrótowo. Elaine Reese z uniwersytetu w Otago (Nowa Zelandia) kieruje grupą naukowców, którzy od ponad dwudziestu lat badają style konwersacji między matką a dzieckiem. W trakcie swoich badań stwierdzili oni, że pewien konkretny typ rozmów prowadzonych w dzieciństwie sprzyja rozwojowi pamięci i zdolności uczenia się w wieku dojrzewania oraz w dorosłym życiu. Charakterystyczne dla tego stylu komunikacji jest to, że matki bardzo dokładnie dopracowują opowieści, porządkują chronologicznie wszystkie detale, kładą nacisk na rozmaite szczegóły i starają się skupić uwagę dziecka na zabawnych lub pozytywnych momentach przeżywanych historii. Taki styl opowiadania nazwano pozytywno-elaboratywnym[9]. Badacze z grupy Elaine Reese stwierdzili, że w przypadku ojców pojawiają się inne style rozmowy niż w przypadku matek i że te różnice są wrodzone, ale wykazali też, że każda matka i każdy ojciec mogą po krótkim treningu przyswoić sobie styl pozytywno-elaboratywny, po to by wspierać rozwój pamięci u dziecka. Poniżej zamieszczam spis najważniejszych elementów tego stylu.

Organizacja

Jednym z sekretów doskonałej pamięci jest porządek. Wyobraź sobie dwie szuflady. Jedna może być twoja, dru-

[9] Z łac. *elaboratio* – obróbka, opracowanie – przyp. tłum.

ga twojego współmałżonka. W jednej z szuflad wszystkie skarpetki, bielizna i dodatki – takie jak paski, bransoletki, zegarki – są skrupulatnie uporządkowane. W drugiej pojedyncze skarpety mieszają się z bielizną i dodatkami, tworząc idealny bałagan. Kto wygrałby według ciebie konkurs polegający na jak najszybszym znalezieniu konkretnej pary skarpetek? Wszyscy się w tej sprawie zgodzimy: kiedy przychodzi coś znaleźć, porządek w szufladzie pozwala na szybsze poszukiwania. Z pamięcią jest dokładnie tak samo. Im bardziej uporządkowane są nasze wspomnienia, tym łatwiej je przeszukiwać. Jednakże dziecko nie dysponuje pamięcią uporządkowaną i choć potrafi zapamiętać dużo, jego wspomnienia pojawiają się w sposób „niepoukładany". Na przykład trzyletni maluch może pamiętać rozmaite wydarzenia, które miały miejsce w ostatni weekend, ale z wielkim trudem przyszłoby mu stwierdzić, co zdarzyło się w sobotę, a co w niedzielę. W umyśle dziecka wiele wydarzeń jest „nie do pary"; są one gromadzone bez porządku logicznego czy czasowego, który ułatwia przywołanie wspomnień. Dlatego kiedy rozmawiamy na temat przeszłości, warto robić to w sposób uporządkowany, operując sekwencją relacji, która pozwala powiązać każde wydarzenie z następnym. Dzięki temu dziecko zacznie zapamiętywać w sposób uporządkowany, co z kolei ułatwi mu dostęp do wspomnień. Ta prosta technika sprawi, że jego pamięć stanie się bardziej lotna i efektywna.

Przyjrzyjmy się narracji, którą mama Witka przygotowała dla niego, kiedy zdała sobie sprawę, że syn nie pamięta kolejności różnych zajęć, którym wspólnie poświęcili sporo czasu mijającego popołudnia. Dziecko jest przekonane, że wychodząc od lekarza, poszli z mamą kupić leki, i nie pamięta wszystkiego, co się oprócz tego wydarzyło. Jeśli wspomnienia zostaną uporządkowane chronologicznie, dziecko nie tylko będzie potrafiło przypomnieć sobie właściwą kolejność wydarzeń, ale również zdoła zapamiętać te zdarzenia popołudnia, których poprzednio nie pamiętało.

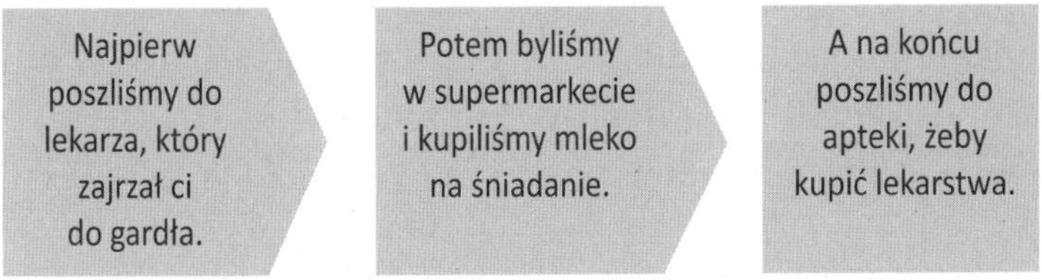

Rozdzielczość

Kiedy opracowujemy narracje na temat mijającego dnia, wakacji czy przyjęcia urodzinowego, z którego właśnie wracamy, ważne jest, żeby zwracać uwagę na szczegóły. Pamięć dziecka skupia się na ogólnych ideach, wrażeniach, w mniejszym stopniu na detalach. Przypomina ona sieć rybacką o dużych oczkach. Mogą się w nią złapać duże ryby, ale małe i średnie uciekną. Jeśli pomagamy dziecku zapamiętać szczegóły, przyczyniamy się do rozwijania w nim pamięci coraz bardziej klarownej i lepiej zdefiniowanej. Możemy to nazwać pamięcią fotograficzną. Zapewnienie jak największej klarowności przygotowanej narracji jest proste, wiąże się ze wspomożeniem dziecka w zapamiętaniu niekoniecznie najważniejszych szczegółów. Na przykład jeśli dziecko zapamiętało z urodzin kolegi ciasto czekoladowe i frytki, możesz mu powiedzieć: „Tak, ciasto i frytki bardzo ci smakowały, ale zajadałeś się też chrupkami i oliwkami, pamiętasz?". Albo inny przykład: jeśli córka opowiada ci, jak bawiła się lalkami w domu przyjaciółki, możesz pomóc jej przypomnieć sobie szczegóły: „Zosiu, ta piżama ma taki sam kolor jak sukienka ulubionej lalki Oli, prawda? Pamiętasz, co miała na sobie ta lalka? Diadem i naszyjnik? O, świetnie". Możesz w ten sposób dodawać ostrości do jakiegokolwiek wspomnienia, powtarzając pewne szczegóły związane z kolorami, kształtami, przedmiotami, czynnościami wykonywanymi przez twoje dziecko albo przez inne osoby.

Gotowość

Inna ciekawa strategia polega na pomaganiu dziecku w docieraniu do wspomnień zmagazynowanych w odległych obszarach pamięci. Wiemy, że duża część rzeczy, które widzieliśmy lub przeżyliśmy – i których nie potrafimy sobie przypomnieć – pozostaje zgromadzona w pamięci, tyle że mózg sam z siebie nie potrafi do nich dotrzeć. Jeśli rozmawia się o przeszłości i umie się przy tym łączyć to, co wydarzyło się niedawno, ze zdarzeniami bardziej oddalonymi w czasie, a także z faktami z całkiem już odległej przeszłości, można rozwijać w dziecku zdolność docierania do wspomnień z szerszego zakresu i z większą klarownością. Przyjrzyjmy się prostemu przykładowi: oto rozmowa Heleny z mamą na temat pysznych lodów.

M: Te lody, które dziś jadłyśmy, były pyszne, prawda?
H: Tak. Czekoladowe.
M: A ja miałam truskawkowe.

M: W zeszłym tygodniu, kiedy poszłyśmy do parku z twoimi przyjaciółmi, mama Marii też zaprosiła cię na lody. Pamiętasz, jaki miały smak?
H: Aha, tak! Miały smak coca-coli.

M: W zeszłym roku latem też jadłyśmy dużo lodów. Pamiętasz?
H: Nie...
M: Kupowałyśmy je obok plaży, u takiego sympatycznego pana.
H: A, tak! Tata upuścił swoje na ziemię i jakiś pies mu je zjadł!

Świetny sposób, żeby pomóc dzieciom w ukształtowaniu pamięci o wysokiej gotowości, polega na cowieczornej rozmowie o tym, co wydarzyło się w ciągu dnia, oraz na przypominaniu przy różnych okazjach anegdot kojarzących się z podobnymi sytuacjami w przeszłości – tak jak to widzieliśmy w poprzednich przykładach. W ten sposób dziecko nauczy się łatwiej wydobywać swoje wspomnienia z pamięci.

Dobre wspomnienia

Pamiętasz, jak pierwszy raz pojechaliście z przyjaciółmi na wakacje? A pierwszą podróż ze swoją sympatią? Pierwsze urodziny dziecka? Na pewno wspomnienia związane z tymi chwilami mają jedną wspólną cechę: są dobre, pozytywne. Mózg ludzki ma naturalną skłonność do zapamiętywania rzeczy dobrych i odrzucania złych. Pozwala nam to zachować dobry stan ducha, pozytywnie postrzegać samych siebie i ufać sobie. Możesz z tego skorzystać, jeśli rozmawiasz z dzieckiem o pozytywnych wspomnieniach z przeszłości, tak jak w powyższym przykładzie z lodami. Jakikolwiek przyjemnie kojarzący się fakt, jak choćby smak lodów, czy zabawna anegdota – jak historyjka o lodach taty, które padły łupem psa – pozwolą dziecku łatwiej dotrzeć do konkretnego wspomnienia. Matki, które porozumiewają się z dziećmi, korzystając ze stylu pozytywno-elaboratywnego, przywiązują większą wagę do zabawnych czy przyjemnych szczegółów wspomnień i przez to przyczyniają się do rozwoju pamięci dziecka.

Zapamiętywanie rzeczy pozytywnych jest też kluczem do zwiększenia zaufania dziecka do samego siebie. Wspomnienia z naszego życia, doświadczenia, które z takiego czy innego powodu zasługują na zapamiętanie, magazynowane są w obszarze zwanym przedklinkiem, znajdującym się w potylicznej części kory mózgowej. Za każdym razem, kiedy dziecko – a potem dorosły – musi zdecydować, czy jest w stanie podjąć się realizacji jakiegoś projektu albo rozwiązać problem, mózg przeszukuje zgromadzone w przedklinku wspomnienia, próbując znaleźć takie, które wspomogą podjęcie decyzji. Jeśli znajdują się tam pozytywne wspomnienia i dziecko potrafi do nich dotrzeć, w chwili podejmowania wyzwania będzie nastawione bardziej optymistycznie i podejdzie do zadania z większą pewnością siebie. W pewnym sensie przedklinek funkcjonuje więc jak nasze własne, swoiste *curriculum vitae.* Jeśli z jego lektury wynika, że mamy doświadczenie na danym polu, podejmiemy się nowego wyzwania, wiedząc o tym, że jesteśmy w tym najlepsi. W tym więc kontekście, jeśli mama Klary pomoże jej zapamiętać fakt, że dziewczynka obroniła się przed koleżanką, która chciała jej zabrać lalkę, albo że była w stanie samodzielnie się ubrać, następnym razem, kiedy

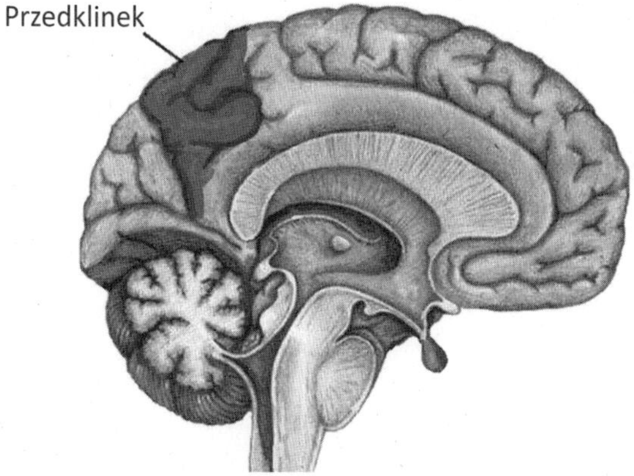

Przedklinek
Wspomnienia z naszego życia:
- wspomnienia sukcesów
- wspomnienia niepowodzeń.

Klara znajdzie się w podobnej sytuacji, wspomnienia zmagazynowane w przedklinku pomogą jej z pełnym zaufaniem stawić czoło problemowi.

Złe wspomnienia

Dzieci często bardzo wyraziście zapamiętują zdarzające się im sytuacje nieprzyjemne albo związane z doświadczeniem niesprawiedliwości. Ważne jest, aby pomieścić te wspomnienia w pamięci. Jeśli dziecko mówi o takich wydarzeniach, to znaczy, że miały dla niego duże znaczenie i że chce je lepiej zrozumieć. Jak widzieliśmy w rozdziale, w którym była mowa o znaczeniu komunikacji między półkulami mózgowymi, należy poprzez rozmowę pomagać dziecku integrować przeżycia angażujące jego emocje. Inny powód, dla którego dziecko powinno przeanalizować takie wspomnienia, to fakt, że ich zachowanie może być ważne dla jego mózgu. Wyobraź sobie, że maluch został uderzony w przedszkolu przez jakieś inne dziecko albo ktoś zabrał mu zabawkę i nie chce oddać. Mogą to być normalne przedszkolne sprawy, ale mózg dziecka zarejestrował, że jest to ważna informacja i z tego powodu chce zapamiętać, które konkretnie dziecko było winowajcą. To oczywiste: ja też chciałbym w analogicznej sytuacji zapamiętać taką informację. Pamięć o błędach i niebezpieczeństwach jest znakiem inteligencji, bo pomaga przewidywać i rozwiązywać przyszłe problemy.

Zapamiętaj

Dziecko mające dobrą pamięć to dziecko, które cieszy się, kiedy się uczy i kiedy wspomina, to dziecko, które skuteczniej rozwiązuje problemy i potrafi podejmować lepsze decyzje. Możesz pomóc dziecku ukształtować lepszą pamięć, jeśli będziesz z nim rozmawiać w uporządkowany sposób o przeszłości. Możesz mu też pomóc ponownie zapamiętać szczegóły, które wyleciały mu z pamięci, i odzyskać opowieści oraz doświadczenia, które pozostały gdzieś w pamięci na tyle odległej, że nie jest ono w stanie samodzielnie ich przywołać. Nie zapominaj pod koniec dnia zrobić przeglądu najważniejszych wydarzeń. Wykorzystaj naturalną skłonność dziecka do zapamiętywania rzeczy pozytywnych, nie przestając jednak zwracać uwagi także na wspomnienia negatywne, o których dziecko ma potrzebę rozmawiać.

Rozdział 21

Mowa

„Jeśli chcesz, żeby twoje dziecko było inteligentne, czytaj mu bajki. A jeśli chcesz, żeby było jeszcze bardziej inteligentne, czytaj mu jeszcze więcej bajek".
ALBERT EINSTEIN

Jeśli istnieje jakaś umiejętność, której mózg dziecka nabiera w sposób przypominający gąbkę chłonącą wodę, to jest to zdolność rozumienia i wyrażania idei oraz pojęć za pomocą słów. W pierwszych miesiącach życia dziecko uczy się niezauważalnie rozróżniania rozmaitych dźwięków artykułowanych przez ludzi. Próbuje zrozumieć, gdzie kończy się jedno słowo i zaczyna następne, identyfikuje te dźwięki z różnymi obiektami, chwilami, sytuacjami, a nawet ze swoimi uczuciami. Choć niemal rok trwa, zanim mózg zdoła skojarzyć dźwięki z ideami, w oczach dorosłego może to wyglądać tak, jakby dziecko nagle, jak za dotknięciem czarodziejskiej różdżki, zaczęło rozumieć, co się do niego mówi. Od tego magicznego momentu, w którym dziecko potrafi skierować wzrok na swoją matkę, kiedy słyszy słowo „mama", jego mózg zaczyna rozumieć, że i ono jest zdolne w jakiś dziwny sposób wydawać dźwięki. I za każdym razem, kiedy mały obserwuje, jak wypowiadasz jakieś słowo, jego mózg wyobraża sobie, jak należy układać buzię, żeby ten dźwięk odtworzyć. Stopniowo pojawia się panowanie nad położeniem warg i siłą, z jaką trzeba je zewrzeć, żeby powiedzieć „tata" albo „mama". Od tej chwili w mózgu dziecka trwa już prawdziwa eksplozja dźwięków, hałasów, słów i znaczeń. Kiedy dziecko kończy szesnaście lat, zna już ponad sześćdziesiąt tysięcy słów, co oznacza, że powiększało swój słownik w tempie dziesięciu wyrazów dziennie. W rzeczywistości wiemy, że pomiędzy drugim a piątym rokiem życia to tempo wynosi aż około pięćdziesięciu słów dziennie. Trudno nam pojąć, jak można się tyle nauczyć w tak krótkim czasie, ale mózg dziecka włącza do swoich zasobów każde słowo, które usłyszy we wszelkiego typu rozmowach i kontekstach.

Od tysięcy lat ludzie przekazywali swą wiedzę kolejnym pokoleniom poprzez język. Bez względu na to, jak inteligentny jest lekarz lub architekt, nie zdołałby wykonywać swojej pracy, gdyby nie otrzymywał informacji o swoich poprzednikach, gdyby nie dowiadywał się od nich, jak należy operować albo stawiać budynki. Wśród naukowców panuje zgoda, że to właśnie język stał się kluczem do rozwoju pełnego potencjału jednostek ludzkich. Język ma też potężny wpływ na rozwój inteligencji twojego dziecka. Dzięki językowi dziecko potrafi przyswajać sobie wiedzę i przekazywać ją dalej. Jest to najważniejsze narzędzie, jakim będzie dysponować w trakcie swego życia, by się uczyć, wchodzić w relacje i osiągać to, czego pragnie. Kiedy pisze list do Świętego Mikołaja, zdaje egzamin albo któregoś dnia postanawia wyznać swoje uczucie miłości życia, to właśnie język jest narzędziem, które pozwala zrealizować mu te marzenia. Dzięki tej giętkości i uniwersalności języka, pomagającej nam zdobywać wiedzę i przekazywać idee, staje się on jedną z umiejętności najważniejszych dla rozwoju inteligencji. W gruncie rzeczy bogactwo języka jest zmienną, która w największym stopniu wpływa na iloraz inteligencji.

Choć języka uczymy się – w pewnym sensie – w sposób naturalny, z pewnością z punktu widzenia mózgu jest to zadanie niezwykle skomplikowane. Za każdym razem, kiedy wypowiadamy jakieś słowo albo odczytujemy jakiś tekst, w skoordynowany sposób musi ze sobą współpracować sześć różnych obszarów mózgu. Struktury te zlokalizowane są w lewej półkuli i odpowiadają za zadania tak różne, jak analiza dźwięków, rozróżnianie ich, interpretacja ich znaczenia, gromadzenie słownictwa, identyfikowanie

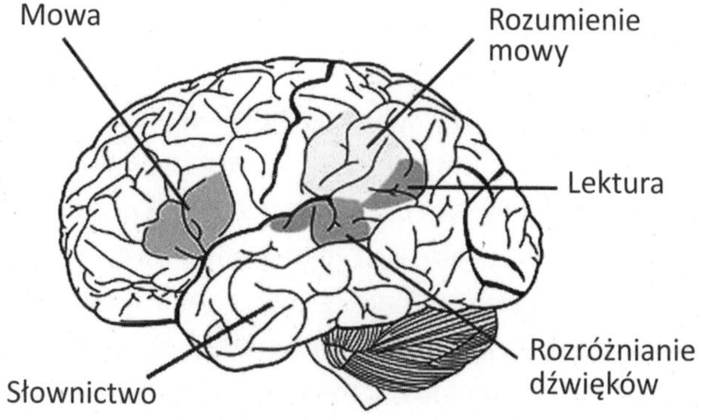

Lewa półkula

słów pisanych, wyszukiwanie słów w przyswojonym zasobie, konstruowanie sensownych zdań czy wykonywanie ruchów warg, języka i strun głosowych, pozwalających na wypowiadanie słów.

Prawda jest taka, że choć mózg dziecka chłonie słowa i reguły języka w sposób, który wygląda na całkiem naturalny, nie działoby się tak bez pomocy dorosłych. Wiemy, że rodzice mają wielki wpływ na rozwój tej niezwykle skomplikowanej funkcji, jaką jest język. Ich codzienne rozmowy przyczyniają się do wzbogacenia słownika dziecka oraz do poprawienia zrozumienia i organizacji wypowiedzi. Ale także inne czynniki, jak na przykład stosunek rodziców do lektury, mogą sprawiać, że dziecko szybko opanuje język – podstawowe narzędzie radzenia sobie w świecie. W dalszej części tego rozdziału opiszę pewne strategie, które mogą okazać się przydatne dla twojego dziecka i pomocne w rozbudowywaniu języka.

Mów dużo do dziecka

Rozmawiać z dzieckiem to dawać mu okazję do nauczenia się języka. Specjaliści są zgodni, że im intensywniej dziecko styka się od najmłodszego wieku z nowymi wyrazami, tym bogatsze jest jego słownictwo. Niemniej jednak nie wszyscy rodzice są jednakowo rozmowni. Betty Hart i Todd Risley z uniwersytetu w Kansas stwierdzili, że podczas gdy niektórzy rodzice wypowiadają przy dziecku około trzystu słów na godzinę, inni dochodzą do trzech tysięcy. Dane doświadczalne nie pozostawiają wątpliwości.

Kobiety zaczynają rozmawiać z dziećmi dużo wcześniej niż mężczyźni i robią to znacznie intensywniej. Wynika to ze zróżnicowania ról istniejącego od początku naszego gatunku. Podczas gdy mężczyźni wychodzili w małych grupach na polowania i przemieszczali się w ciszy przez las, żeby nie spłoszyć zwierzyny, kobiety gromadziły się w wioskach, żeby zajmować się dziećmi, i konwersowały przy tym przyjaźnie. Wystarczy przejść się do parku, żeby stwierdzić, jak mało się w tej dziedzinie zmieniło. We wszystkich parkach, które odwiedzałem, ma zastosowanie ta sama reguła: na każde trzy lub cztery matki, które pilnują dzieci, przypada zwykle tylko jeden ojciec. To nie jest kwestia pojedynczej obserwacji, to jest fakt. Wyspecjalizowanie kobiet w realizacji zadań związanych z komunikacją sprawiło w trakcie ewolucji, że w obszarze odpowiedzialnym za mowę ich mózgi mają około dwustu milionów neuronów więcej niż mózgi mężczyzn. Jest to prawdopodobnie największa różnica między mózgiem mężczyzny a kobiety. Jeśli jesteś mężczyzną, zachęcam cię, żebyś poobserwował, jak kobiety w twojej rodzinie komunikują się z dziećmi.

Możesz rozmawiać z dzieckiem już od chwili jego narodzin – spokojnie, ale w sposób ciągły i płynny. My, ojcowie, zwykle nie wiemy, co mówić dziecku, które nie odpowiada. A przecież tematów może być wiele. Możesz opisywać to, co widzisz w mieszkaniu, wyjaśnić dziecku, że gotujesz, co zrobiłeś w pracy albo po prostu wytłumaczyć, co dzieje się w interesującym cię meczu piłkarskim. Możesz też przez chwilę skupić się na tym, jak się czujesz danego dnia. Pamiętaj, że wzbogacanie dziecięcego słownika dotyczącego odczuć pomoże w przyszłości w rozwoju jego inteligencji emocjonalnej. Staraj się rozmawiać z dzieckiem, stojąc przed nim, żeby mogło na ciebie patrzeć, kiedy mówisz, bo w znacznej mierze rozwój mowy odbywa się przez naśladowanie ułożenia warg i języka. Następnym razem, kiedy zdarzy ci się rozmawiać z dzieckiem poniżej roku życia, przyjrzyj się jego oczom: wpatrują się głównie w twoje usta, instynktownie próbując zrozumieć, w jaki sposób udaje ci się wydawać z siebie te wszystkie dźwięki, które potrafią przyciągać uwagę innych ludzi.

Powiększaj jego wszechświat

Ważne jest, żeby nie ograniczać komunikacji jedynie do najbliższego otoczenia. Wielu rodziców spędza pierwsze miesiące życia dziecka w czymś w rodzaju bańki mydlanej, w której cały wszechświat niemowlaka ogranicza się do czterech ścian mieszkania, parku i supermarketu. Dziecko odniesie korzyść, jeśli zetknie się z różnymi środowiskami i osobami, które wzbogacą jego umiejętności lingwistyczne. Jeśli napotka przedmioty i sytuacje odmienne niż te, z którymi ma do czynienia w zaciszu domowego ogniska, jego słownik zostanie wzbogacony. Wszystko jedno, czy pójdziesz do sklepu żelaznego, kupować dywan czy rozwiązywać w banku jakiś problem finansowy, zabieraj dziecko ze sobą i pozwól mu uczyć się rzeczywistego świata. Rozszyfrowywanie dźwięków wydawanych przez różne osoby, o różnych akcentach i sposobach mówienia, pozwoli mu doskonalić umiejętność włączania do swych zasobów odmiennych brzmień języka – a nawet odmiennych języków. Rozszerzanie środowiska społecznego dziecka nie tylko zwiększy jego zdolność rozumienia przekazów, lecz także wzbogaci jego słownictwo. Spójrzmy na najprostszy przykład: niewykluczone, że u siebie w domu gotujecie na ceramicznej płycie indukcyjnej, a w domu twoich rodziców korzysta się z kuchenki gazowej. Ta niewielka różnica sprawi, że w trakcie wizyty u dziadków twoje dziecko zetknie się z takimi słowami jak „gaz", „zapałka" czy „palnik". Jeśli na dodatek dziadkowie mieszkają w innej dzielnicy, do której trzeba jechać samochodem, dziecko usłyszy słowa „parking", „parkometr" czy „kwitek". Kontakt z innymi osobami to gwarantowany sposób na wzbogacenie języka: wszystkie osoby, z którymi dziecko się kontaktuje, wnoszą w jego językowy kosmos własne, odrębne światy.

Innym sposobem rozszerzania tego kosmosu są piosenki i lektura. To też są skuteczne metody stykania małego człowieka – od jego najwcześniejszego dzieciństwa – z nowymi słowami, których słucha raz po raz. Przypomnij sobie piosenki twojego dzieciństwa i śpiewaj je dziecku, zdobądź płyty z muzyką dziecięcą i słuchajcie ich razem w domu lub w samochodzie. W ten sposób dzieci mają swoją rozrywkę i zapamiętują słowa rozszerzające ich słownictwo.

Bawcie się w instrukcje

Jest to zabawa, w którą od czasu do czasu bawimy się z moimi dziećmi i którą cała trójka bardzo lubi. Dostosowana jest do wieku i poziomu rozwoju każdego z nich. Wypełnianie instrukcji jest nieco trudniejsze, niż się na pierwszy rzut oka wydaje. Żeby działać zgodnie z instrukcją, mózg musi uruchomić skomplikowany mechanizm – zasadniczo taki sam, jak kiedy składasz jakiś mebel z IKEA. Po pierwsze, musisz zrozumieć różne fragmenty komunikatu. W tym celu musisz wydostać z pamięci słowa o różnych znaczeniach. Jeśli na przykład instrukcja montażu mówi, że powinieneś przykręcić cztery śrubki o nazwie *Skungen* na tylnej ścianie górnej części regału, twój mózg musi zadziałać według bardzo złożonego mechanizmu. Po pierwsze, trzeba zidentyfikować śrubki *skungen* i odróżnić je od śrubek *Fixa* oraz *Kløve*. Po drugie, trzeba je policzyć, aż do czterech, oddzielić od reszty i nie zapomnieć, gdzie je odkładamy. Potem należy uświadomić sobie, gdzie dokładnie jest górna część regału, i zidentyfikować tylną ściankę – według wskazań rysunku. Dopiero wtedy można wrócić do śrubek *Skungen* i wkręcić je w drewniane części. Dla rocznego dziecka zrozumienie, że powinno wrzucić zużytą pieluchę do kubła ze śmieciami, może być czymś równie skomplikowanym jak montaż regału. Dla pięciolatka zaś zrozumienie, że przed zrobieniem pizzy trzeba przygotować pomidory, ser oraz inne składniki w małych kawałeczkach, może być zadaniem tak złożonym jak dla ciebie montaż szafki Expedit.

Dlatego też przekazywanie instrukcji może okazać się zabawą skomplikowaną i stymulującą, która rozwija rozumienie zadania oraz umiejętność posługiwania się przez dziecko słowami. Ze zdumieniem odkryjesz, jak trudno będzie dziecku wykonywać zadanie zgodnie ze słownymi instrukcjami, kiedy będzie chodziło na przykład o wspólne nakrycie stołu, przygotowanie plecaka na wyjście do szkoły czy wspólne uporządkowanie zabawek. Jedno proste zdanie: „Schowaj wszystkie samochodziki do dużego pudełka" będzie wymagało od dwuletniego dziecka wielkiego wysiłku. A inne, bardziej skomplikowane: „Podaj mleko w kubkach, połóż na stole dwie łyżki i przynieś dwie serwetki z drugiej szuflady", stanie się prawdziwym wyzwaniem dla pięciolatka. Poza ćwiczeniem się w codziennych zadaniach możesz też bawić się z dziećmi, wydając im śmieszniejsze polecenia: „Podskocz, potem klaśnij w dłonie, a na koniec zrób fikołka. Jesteś gotów?". Zarówno w zabawie, jak i w codziennym życiu możesz dostosowywać długość i stopień skomplikowania instrukcji do poziomu dziecka i powtarzać je tyle razy, ile trzeba, żeby dobrze zrozumiało, co ma zrobić. Jeśli pomożesz mu skupić całą uwagę w chwili przekazywania instrukcji, a także wtedy, gdy zorientujesz się, że nie odcyfrowało albo nie zapamiętało całego przekazu, zobaczysz, jak szybkiego dokonuje postępu. Pomoc dziecku w wypełnianiu przekazanych instrukcji pozwoli mu rozwijać zdolność koncentracji i obrabiać mentalnie problemy językowe. A poza tym jest to fantastyczny sposób na rozwijanie odpowiedzialności i ducha współpracy przy wykonywaniu obowiązków domowych.

Rozbudowuj zdania dziecka

Język to nie tylko słownictwo. Tym, co pozwala łączyć słowa i konstruować obszerniejsze struktury, jest gramatyka. Jest nieco trudniejsza do opanowania niż słownik. Jednym z najciekawszych aspektów gramatyki jest to, że te same słowa można łączyć na różne sposoby i tworzyć całkiem odmienne sensy. Na przykład zdanie: „Walentyna nie chce chipsów, bo jest rozzłoszczona" znaczy coś innego niż zdanie: „Walentyna jest rozzłoszczona, bo nie chce chipsów". W pierwszym przypadku zdenerwowanie jest powodem, w drugim – konsekwencją. Jeśli nie chce chipsów, bo jest rozzłoszczona, jej starsza siostra może spróbować pocieszyć Walentynę, biorąc ją w objęcia; jeśli natomiast dziewczynka jest rozzłoszczona, bo nie chce chipsów, siostra może jej oferować zamianę tych ostatnich na porcję frytek, bo doskonale rozumie, że to właśnie chipsy stanowią problem.

Wyciągnięcie z wypowiedzianego zdania prawidłowego wniosku – tak jak to zrobiła starsza siostra Walentyny – wymaga opanowania reguł języka. Warto wiedzieć, że są one dostępne już dla cztero- czy pięcioletniego dziecka. Niemniej jednak istnieje znacząca różnica między rozumieniem reguł i zdolnością zastosowania ich do budowy zdań oraz akapitów przekazujących dokładnie to, co dziecko chce powiedzieć. Kiedy dziecko osiąga wiek dwóch lat, możemy mu pomóc rozszerzyć środki wyrazu przez dodanie do jego języka przymiotników i czasowników. Jeśli na przykład twój syn wskazuje psa biegającego za gołębiami i mówi: „Pies", możesz mu odpowiedzieć nieco obszerniejszą wypowiedzią, w którą włączysz czasownik, przymiotnik i przysłówek: „Tak! To jest bardzo śmieszny pies". W miarę jak dziecko rośnie, możemy coraz bardziej rozbudowywać jego zdania, pomagając mu włączać w nie nowe treści, lub dopingować je, żeby samo budowało bardziej skomplikowane zdania, tak jak w poniższych przykładach:

Gabrysia: Widziałam wiewiórkę.
Mama: Tak! Widzieliśmy brązową wiewiórkę, która wspinała się po drzewie do szyszek, prawda?

Marcin: Samochód taty się zepsował.
Tata: Tak, masz rację, samochód taty się zepsuł i odstawiliśmy go do warsztatu.

Jak widzisz, tata nie wytyka błędów dziecka, po prostu odwraca tę samą wiadomość, formułując ją w poprawny sposób. Specjaliści zajmujący się mechanizmami nauki języka zapewniają, że – przynajmniej jeżeli nie chodzi o bardzo często popełniane błędy – ich poprawianie bez wyraźnego wskazywania jest najlepszą metodą, żeby pomóc dziecku przyswoić sobie gramatykę i nie sprawić, żeby używając języka, czuło się niepewnie.

Zaszczep dziecku miłość do czytania

Przysłowie mówi, że jeśli jesteś w stanie przeczytać to zdanie, jakiemuś nauczycielowi należy się twoja wdzięczność. To oczywiste: uczymy się czytać w szkole, ale nie ulega wątpliwości, że miłość do lektury zostaje zasiana i wzrasta w rodzinnym domu. Istnieje wiele kursów, które obiecują nauczyć czytania trzy- albo czterolatków. Mimo to żadne badanie jak dotąd nie pokazało, że nauka czytania w tak wczesnym wieku w jakikolwiek sposób wpływa korzystnie na dziecko. Wiemy jednak, że dzieci, które lubią czytanie i wzrastają w miłości do książek, mają bogatszy słownik, lepiej rozumieją czytane teksty, jaśniej formułują swoje wypowiedzi i popełniają mniej błędów ortograficznych. Mój wydawca lubi komentować inne dane, które zapewne zainteresują też ciebie. Według ostatnich informacji zebranych w raporcie PISA – a więc w międzynarodowym zestawieniu wyników osiąganych przez uczniów – dzieci mieszkające w domach, w których jest dwieście lub więcej książek, uzyskują w szkole rezultaty o 25% lepsze niż te, które mieszkają w domach z niewielką liczbą książek (dziesięć lub mniej). Nie dziwi więc, że w 2015 roku zwyciężczynią Global Teacher Prize (Światowa Nagroda Nauczycielska – odpowiednik Nagrody Nobla dla nauczycieli) została Nancie Atwell, nauczycielka, której główną zasługą było zaszczepienie uczniom miłości do czytania – do tego stopnia, że czytali oni średnio po czterdzieści książek rocznie (w porównaniu z ośmioma – bo tyle wynosiła przeciętna w innych szkołach). Wynika z tego, że każdy z uczniów Atwell czytał mniej więcej jedną książkę tygodniowo. Kilka dni przed przyznaniem jej nagrody ta nauczycielka z amerykańskiego stanu Maine odsłoniła w jednym z wywiadów sekret swojego sukcesu: „Chodzi tylko i wyłącznie o to, że pozwalam, żeby dziecko w każdym tygodniu samo wybrało książkę, którą ma największą ochotę przeczytać". Proste, prawda?

Chwile lektury są momentami magicznymi i dla rodzica, i dla dziecka. Siedzące na kolanach taty albo mamy lub leżące w łóżku dzieci, słuchające, jak rodzice regularnie, każdego dnia czytają im książki... Takie dzieci znają więcej słów, mają łatwość rozpoznawania zapisanych wyrazów i nabierają zwyczaju codziennej lektury. Staraj się nadać tym chwilom szczególny charakter. Niech twoje dzieci wybierają bajkę, którą masz im przeczytać. Włóż w lekturę trochę entuzjazmu i czytaj kwestie poszczególnych osób różnymi głosami. Wiem, że w wyniku zmęczenia ta chwila może wymagać dodatkowego wysiłku i że nieraz może cię zmorzyć sen. A jednak warto ten wysiłek podjąć. Co więcej, wspólna chwila z bajką daje też wyjątkową możliwość wzmocnienia więzi i pamięci. Kiedy kładziemy się z dziećmi na łóżku i trzymamy je w ramionach, kontakt naszych ciał albo sam pocałunek na dobranoc pomagają wytwarzać oksytocynę, czyli – przypomnę – hormon miłości. To dzięki niej odczuwamy więź z inną osobą i zachowujemy poczucie bezpieczeństwa. Czytanie choćby jednej bajki jest też moim ulubionym czasem na zanurzenie się w świecie wspomnień. Próbuję w tym czasie pomóc dzieciom rozwinąć styl pozytywnego myślenia. Co wieczór przed snem omawiamy mijający dzień, dodajemy do ich wspomnień różne szczegóły i próbujemy się skupiać na dwóch–trzech dobrych albo zabawnych rzeczach, które danego dnia przeżyliśmy.

Zapamiętaj

Język jest skomplikowanym systemem i głównym narzędziem, za pomocą którego twoje dziecko może z sukcesami radzić sobie w szkole i w życiu. Rozmawiaj z dzieckiem, pomóż mu poszerzać słownictwo i formułować obszerniejsze zdania, poprawiaj je bez wytykania błędów i każdego dnia poświęcaj trochę czasu na głośne czytanie. Dzięki temu dziecku łatwiej będzie opanować narzędzia językowe i rozwinąć w sobie miłość do lektury – a jest to świetnym sposobem na rozglądanie się po świecie i rozwijanie inteligencji. Kończę ten rozdział, zapraszając cię do poszukania dobrych, klasycznych bajek – wyjątkowych i pasjonujących. Pamiętaj, żeby jeszcze dziś wieczorem cieszyć się z dzieckiem chwilą wspólnej lektury.

Rozdział 22

Inteligencja wizualna

„Badania wykazały, że 90% błędów w rozumowaniu wynika z błędów w percepcji".
EDWARD DE BONO

Widzenie przestrzenne jest zdolnością postrzegania i interpretowania otaczających nas kształtów i przestrzeni. Chodzi o umiejętność, którą uruchamiamy, kiedy dziecko prosi nas na przykład o narysowanie smoka. Warto przypomnieć sobie lekcje rysunku i uświadomić sobie, że tę właśnie umiejętność wykorzystuje architekt lub inżynier przy kreśleniu planów i projektowaniu różnych obiektów. Wielu rodziców – oczywiście poza architektami czy inżynierami – nie zwraca żadnej albo prawie żadnej uwagi na tę formę postrzegania i myślenia, bo sądzą, że stanowi ona składnik inteligencji mało użyteczny w rzeczywistym życiu. W dalszej części rozdziału zobaczymy, że jest to całkowicie błędne podejście.

Zdolność postrzegania, interpretowania i konstruowania związków między kształtami w przestrzeni jest jednym z sześciu kluczowych obszarów składających się na rozwój intelektualny dziecka. Choć może się wydawać, że zdolność ta potrzebna jest w codziennej działalności tylko projektantom i architektom, w rzeczywistości wszyscy używamy naszej inteligencji przestrzennej – częściej i w liczniejszych sytuacjach, niż nam się wydaje. Rozpatrzmy kilka przykładów. Oczywiście wszystkie zadania, które mają związek ze sztukami plastycznymi czy rysunkiem kreskowanym, opierają się na umiejętności wyobrażania sobie relacji przestrzennych, ale warunkuje ona także wiele innych zdolności. Z pewnością wolałbyś, żeby charakter pisma twojego dziecka był czytelny i uporządkowany. Wielce prawdopodobne jest też, że chcesz, aby dziecko nie potykało się w szkole na matematyce, prawda? Okazuje się, że stosunkowo proste funkcje, jak na przykład orientacja liter przy pisaniu czy porządkowanie liczb przy rozwiązywaniu zadania albo nawet proste dodawanie pisemne z przechodzeniem do dziesiątek i setek mogą być niewykonalne, jeśli umysł dziecka nie panuje nad przestrzenią.

Ale niezależnie od bezpośredniej przydatności w tym czy innym obszarze nauki operowanie obrazami pozwala dziecku rozwinąć typ myślenia odmienny od znanego nam wszystkim rozumowania logicznego. Kiedy myślimy słowami, nasz umysł podąża za pewnym tokiem logicznym, do czego zobowiązują go prawa gramatyki. Kiedy jednak myślimy obrazami, zachowujemy się w sposób znacznie bardziej intuicyjny. Jest to taki typ inteligencji, który pozwala rozgryźć jakąś osobę natychmiast po jej poznaniu; na podobnej zasadzie orientujemy się, jak można rozwiązać problem, choć nie rozumiemy, jak do tego doszliśmy, a także – ku zachwytowi wielu tatusiów – wiemy, w które miejsce najlepiej podać piłkę, żeby inny gracz mógł to podanie zamienić na gola. Kolejną przyczyną, dla której tego typu szczególne umiejętności są tak ważne dla rozwoju intelektualnego dziecka, jest ich ścisły związek z inteligencją społeczną, czyli – inaczej mówiąc – zdolnością dziecka do radzenia sobie w świecie relacji międzyludzkich. Ilekroć dziecko znajduje się twarzą w twarz z inną osobą, jego mózg bezwiednie interpretuje jej wszystkie gesty, grymasy, miny i zamilknięcia – po to, żeby wyciągać wnioski na temat poziomu zaufania, jaki można mieć do jej słów, czyli stwierdzić, czy są szczere, czy też kryją jakieś nieujawniane intencje. Dzieje się tak, ponieważ mózg nie widzi rzeczywistości takiej, jaką ona jest, lecz musi ją interpretować. Jeśli patrzysz na swego męża lub żonę z profilu, nie jesteś w stanie zobaczyć tej strony twarzy, która kryje się z tyłu, ale twój mózg dochodzi do przekonania, że ona tam jest. Podobnie, kiedy patrzymy na samochód, nie możemy obejrzeć go w całości. Widzimy przód i jeden bok, ale mózg natychmiast interpretuje ten widok jako obraz całego auta. Przy interpretacji twarzy mózg staje przed koniecznością dodatkowego wysiłku. Może skupić swą uwagę na poszczególnych rysach człowieka, takich jak kształt ust i oczu, a wychodząc od tych danych, dokonuje interpretacji dotyczących emocji i intencji obserwowanej osoby. W tym procesie prawa półkula mózgowa odpowiada za zintegrowanie wszystkich, niezależnych części obrazu i nadanie im sensu, podobnie jak to się dzieje u dziecka, które buduje domek z klocków lego. Dzięki takiemu procesowi dziecko może odróżnić tatę od wujka, bo jeden nosi brodę, a drugi nie; dziecko wie też, kiedy mama udaje, że się złości, a kiedy jest zdenerwowana

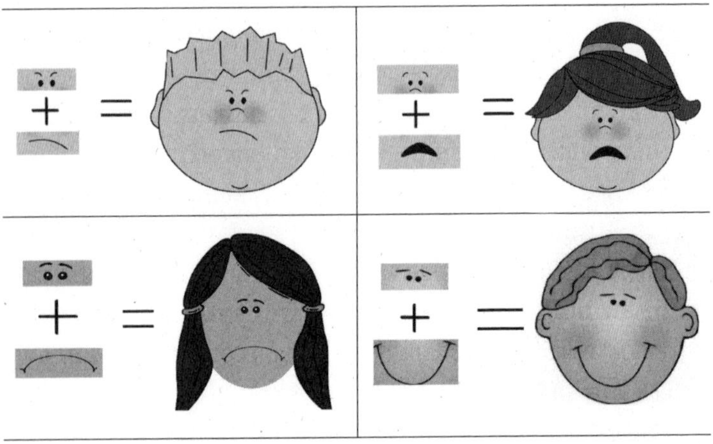

na poważnie, bo w pierwszym przypadku jej wargi są słabiej zaciśnięte niż w drugim. Na powyższej ilustracji został odtworzony proces interpretacji, który musi zajść w mózgu dziecka przyglądającego się wyrazowi twarzy innych osób.

Rozmaite badania z udziałem dzieci w wieku przedszkolnym wykazały, że w rozwijaniu u dziecka umiejętności panowania nad przestrzennymi relacjami między przedmiotami pomocne mogą być różne techniki i strategie. Sprawią one, że dziecko lepiej będzie interpretowało wyraz twarzy innych osób, będzie też pisać czytelniej i w sposób bardziej uporządkowany. Poniżej przedstawię kilka spośród moich ulubionych technik tego rodzaju.

Zabawa w budowniczego

Różne zestawy do budowy są najważniejszym narzędziem w rękach rodziców pragnących dopomóc dziecku w rozwijaniu zdolności postrzegania i tworzenia relacji przestrzennych między kształtami. Puzzle, klocki Lego czy klasyczne zestawy klocków zachwycają każde dziecko. Istnieje także wiele innych zabaw i zajmujących strategii pomagających zrozumieć kształty i przestrzeń oraz lepiej nad nimi panować.

Zapoznaj dziecko z językiem obrazów

Biorąc pod uwagę ogromną plastyczność mózgu we wszystkich sprawach dotyczących języka, pomagasz dziecku lepiej rozumieć przestrzeń, jeśli w życiu codziennym używasz słów odnoszących się do tego, jak różne obiekty „wdzierają się" w otaczającą je przestrzeń. Możesz stosować przymiotniki opisujące wielkość (duży, mały, wysoki, niski, gruby, cienki, przysadzisty, drobny, maleńki), kształt (zakrzywiony, prosty, szpiczasty, tępo zakończony, okrągły, prostokątny, owalny) albo stan (pełny, pusty, skręcony). Możesz też opisywać relacje między obiektami a przestrzenią, używając przyimków. Zamiast więc mówić ogólnikowo: „Położę tutaj zabawkę", możesz spróbować czegoś bardziej szczegółowego: „Położę zabawkę na stole"; zamiast: „Lalka jest schowana", możesz powiedzieć: „Lalka jest schowana wewnątrz szafy, która stoi obok wieszaka".

Różnicuj prawą i lewą stronę

Mózg zawsze używa naszego własnego ciała jako punktu odniesienia. Jeśli cię poproszę: „Pomyśl o kierunku północnym", najprawdopodobniej popatrzysz przed albo nad siebie. Jeśli wiesz, gdzie naprawdę jest północ, niewykluczone, że odwrócisz się, aby mieć ten kierunek przed sobą. Pierwszym krokiem ułatwiającym orientację względem ciała jest nauczenie dziecka sprawnego odróżniania strony lewej i prawej. Zamiast powiedzieć po skręceniu za róg: „Idziemy tędy", powiedz przed zmianą kierunku: „Skręcamy w ulicę, która biegnie w prawo". Możemy też powiedzieć dziecku, że łyżka jest po jego prawej stronie, poprosić je, żeby podniosło lewą rękę, albo pomóc mu zastanowić się, w którą stronę skierowany jest brzuszek litery „b".

Przyzwyczajaj dziecko do myślenia o przestrzeni

Pomaganie dziecku w zastanawianiu się nad przestrzenią to świetny sposób, żeby ułatwić mu zrozumienie relacji między poszczególnymi obiektami. Wystarczy, że ubierasz małego i zabierasz go ze sobą na zakupy – i już masz okazję zadać mu kilka takich na przykład pytań: „Od której strony zakłada się spodnie?", „Dokąd jest dalej, do supermarketu czy do szkoły?", „Myślisz, że ten arbuz zmieści się w torbie?", „Co zajmuje więcej miejsca: ten banan czy tamte cztery jabłka?".

Zabawa w mapy

Wiele osób uzna za szaleństwo zabawę w robienie i czytanie map z trzy- lub czteroletnim dzieckiem. A jednak maluchy w tym wieku często reagują na takie zajęcie fascynacją i rozbawieniem. Oczywiście nie można zacząć od planu metra w wielkim mieście. Najwygodniejsze i najzabawniejsze jest dla dziecka rysowanie na początek planu pokoju, w którym się znajdujecie. Możesz zacząć od narysowania podłogi – czyli kształtu pokoju – a potem dorysować kanapę lub fotel, na którym siedzicie. Poczynając od tego punktu, dziecko może ci mówić, w której części rysunku znajdują się drzwi, w której okno, regał czy telewizor. W ten prosty sposób maluch może się nauczyć perfekcyjnego czytania planów. Innego dnia zróbcie to samo, ale w innym pomieszczeniu, na przykład w kuchni albo sypialni, aż w końcu stopniowo dojdziecie do narysowania planu całego mieszkania oraz drogi, którą zwykle idziecie do szkoły. Jeśli jedziecie komunikacją publiczną, oglądanie wyrysowanej na planie trasy może być dla dziecka świetnym sposobem na zrozumienie, że to, co mówi rysunek, jest tym samym, co ono codziennie widzi na własne oczy. Możecie też bawić się mapą świata – rozmawiać o różnych krajach i postaciach, które w nich mieszkają. Piotruś Pan w Londynie, Dzieci z Bullerbyn w Szwecji, Aladyn w Arabii i Pocahontas w Stanach Zjednoczonych. Jest nieskończenie wiele takich postaci, zwierząt, drzew czy obiektów przyrodniczych, które twoje dziecko szybko nauczy się kojarzyć z poszczególnymi regionami świata.

Aplikacje i gry wideo

Z pewnością zdarzyło ci się przeczytać w jakimś czasopiśmie, że gry wideo fantastycznie rozwijają u dziecka percepcję wzrokową. W rozmaitych aplikacjach możesz znaleźć wszelkie rodzaje puzzli i łamigłówek, dzięki którym w trakcie zabawy neurony twojego dziecka będą ulegać ekspresji. Prawda zaś jest taka, że nie przypominam sobie ani jednego artykułu naukowego, w którym wiązano by zabawę wykorzystującą tego typu aplikacje z lepiej rozwiniętą percepcją wzrokową. Opublikowano trzy artykuły łączące zabawę przy użyciu gier wideo z szybszym wykrywaniem i przetwarzaniem informacji wizualnej, ale badaniom tym poddano starsze dzieci. Nie ma żadnych dowodów świadczących o zasadności używania tego typu produktów przez małe dzieci, istnieje natomiast – owszem – sporo dowodów przemawiających przeciwko grom wideo. Niemniej jednak produkty te wciąż pozostają pokusą zarówno dla dzieci, jak i dla rodziców. Wyzwaniem jest wybranie gry, która byłaby odpowiednia dla dziecka poniżej sześciu lat. W rozdziale 25 znajdziesz pełne recenzje wszystkich dostępnych gier wideo i aplikacji na smartfony oraz tablety – tych, które w mojej opinii mogą być pożyteczne dla dziecka w przedziale wiekowym 0-6 lat. Nie żałuj sobie, proszę, odwołuj się do tych recenzji, kiedy tylko uznasz to za wskazane.

Zabawa w robienie min

Dzieci uwielbiają robić miny, zwłaszcza kiedy można się przy tym wygłupiać i śmiać. Zostało wykazane, że rozszyfrowywanie i interpretowanie emocjonalnych znaczeń wyrazów twarzy pomaga w rozwoju inteligencji społecznej. Możesz bawić się z dziećmi w robienie min przy kolacji albo przy myciu zębów. Kiedy dziecko ma zaledwie dwa lata, możesz zacząć pokazywać mu miny osoby zadowolonej, smutnej, wściekłej albo zaskoczonej, a potem stopniowo rozszerzać repertuar o inne, bardziej złożone emocje, takie jak niezdecydowanie, znudzenie czy podenerwowanie. W każdym razie nie może wśród tych min zabraknąć dwóch, które najbardziej lubią dzieci w każdym wieku: potwora i szaleńca!

Zapamiętaj

Percepcja to brama, przez którą wyglądamy na świat i go interpretujemy. Korzyści płynące z dobrze rozwiniętej zdolności do postrzegania wizualnego i przestrzennego pomogą twojemu dziecku lepiej rysować i pisać, opanować matematykę, rozumieć stan emocjonalny innych osób i rozwinąć bardziej intuicyjny sposób myślenia. Jeśli chcesz osiągnąć takie efekty, baw się z dzieckiem w rozumienie i panowanie nad relacjami przestrzennymi.

Rozdział 23

Samokontrola

„Jeśli potrafisz podbić samego siebie,
podbijesz świat".
PAULO COELHO

W latach 60. XX wieku Walter Mischel, psycholog z Uniwersytetu Stanforda, wymyślił makiaweliczny eksperyment, który miał potwierdzić zdolność do samokontroli u dzieci w przedziale wiekowym 4–6 lat. Eksperyment wydawał się dość prosty: każde dziecko zostało posadzone na krześle przed stołem, na którym znalazł się talerzyk z pianką marshmallow. Prowadzący badanie podawał dzieciom bardzo proste instrukcje: „Jeśli chcesz, możesz zjeść swoją piankę, ale jeżeli zaczekasz piętnaście minut i jej nie zjesz, dołożę ci drugą. Wtedy będziesz mieć do zjedzenia dwie pianki zamiast jednej". W chwili, w której prowadzący badanie opuszczał salę, stawało się oczywiste, że zadanie sprawia dzieciom większą trudność, niż mogło się na pierwszy rzut oka wydawać. Natychmiast dało się dostrzec wśród maluchów objawy podenerwowania. Jeśli ktoś nie drapał się w głowę, to nerwowo podnosił i opuszczał nogi. Niektóre dzieci kiwały się z lewa na prawo i z powrotem, inne w przód i w tył, jak w fotelu bujanym. Jedne rzucały na piankę przelotne spojrzenia, inne uważnie ją obserwowały. Prawie wszystkie kilkakrotnie dotykały smakołyku lewą ręką – tą, którą kontroluje półkula mózgowa o charakterze bardziej impulsywnym i emocjonalnym – jednocześnie zakrywając oczy prawą dłonią, kontrolowaną przez półkulę racjonalną. Mniej więcej jedna trzecia pokonała pokusę dzięki tytanicznemu wysiłkowi mechanizmów samokontroli. Reszta grupy, choć próbowała z całych sił, nie potrafiła wytrzymać piętnastu minut wymaganych, żeby otrzymać drugą piankę.

Ten eksperyment pokazuje bardzo wyraziście, jak strasznie trudnym zadaniem dla mózgu jest samokontrola. Aby je wykonać, płat czołowy musi przejąć absolutną kontrolę, zdominować część mózgu odpowiedzialną za emocje i instynkty oraz pokonać frustrację i głód. Żeby móc sprawować taką kontrolę, płat czołowy potrzebuje zasilenia wielkimi ilościami glukozy. Im dłużej trwa wysiłek płata czołowego związany z opieraniem się pokusie smakołyku, tym większe jest zapotrzebowanie na cukier, sprawiające, że pianka staje się coraz bardziej pożądana. Cała zabawa zamienia się w wyczerpującą próbę sił. Jeśli kiedykolwiek przyszło ci być na diecie albo rzucać palenie, wiesz, o czym teraz mówię. W istocie, niezależnie od tego, o jakie zadanie chodzi, taka samokontrola jest dla mózgu naprawdę trudna. Wymaga ćwiczenia przez całe życie.

Najciekawsze jednak w tym badaniu było to, co wydarzyło się wiele lat po przeprowadzonym eksperymencie.

Piętnaście lat później naukowcy skontaktowali się z rodzicami tamtych dzieci – które tymczasem osiągnęły wiek od dziewiętnastu do dwudziestu jeden lat – i zebrali rozmaite informacje na temat ich nauki oraz życia społecznego. Ku zaskoczeniu badaczy występowała istotna korelacja między liczbą minut, przez które dziecko opierało się pokusie zjedzenia pianki, a wynikami egzaminów wstępnych na uczelnię i średnimi ocenami szkolnymi. Dzieci, które w wieku przedszkolnym wykazały się większą samokontrolą, przez cały okres szkoły osiągały lepsze wyniki w nauce, a kiedy osiągnęły pełnoletniość, rodzice opisywali je jako osoby odpowiedzialne i o przyjaznym usposobieniu – znacznie częściej niż w przypadku dzieci, które nie potrafiły zaczekać na drugą piankę. Badanie powtarzano wielokrotnie w różnych ośrodkach i wszystkie wyniki prowadziły do tych samych wniosków: im silniej rozwinięta umiejętność samokontroli, tym większe sukcesy w nauce i powodzenie towarzyskie.

Inteligencja wykonawcza

Samokontrola jest jedną z umiejętności intelektualnych składających się na to, co nazywamy inteligencją wykonawczą[10]. Inteligencja wykonawcza to cały zespół zdolności pozwalających człowiekowi określać swoje cele, obmyślać plany ich realizacji, wcielać te plany w życie i oceniać rezultaty. W pewnym sensie inteligencję wykonawczą można

[10] W literaturze polskiej spotyka się też określenia „inteligencja pozasłowna" lub „niewerbalna" – przyp. tłum.

porównać do dyrygenta w orkiestrze: podaje ona rytm poszczególnym instrumentom będącym w dyspozycji mózgu i kontroluje, który z nich powinien zabrzmieć w danym momencie. Pieczę nad funkcją samokontroli sprawuje czołowa część mózgu odpowiedzialna za przyswajanie sobie norm. Dzięki temu problemy są rozwiązywane w zgodzie z ustalonymi zasadami i mózg racjonalny przejmuje – kiedy to konieczne – kontrolę nad mózgiem emocjonalnym. Te funkcje – najbardziej złożone spośród funkcji realizowanych przez ludzki mózg – zostają ukształtowane przede wszystkim w okresie dojrzewania i w dorosłym życiu, choć od małego zaczynamy tworzyć podstawy ich rozwoju, uprawiając samokontrolę, ćwicząc odpowiedzialność, ucząc się podejmowania własnych decyzji i dzierżąc w dłoni batutę wyznaczającą rytm naszych działań.

W ten sposób – tak jak to się zdarzyło w trakcie eksperymentu, o którym właśnie była mowa – dziecko zaczynające rozwijać swą inteligencję wykonawczą jest w stanie zapanować nad sobą i nie wydać wszystkich pieniędzy otrzymanych od mamy w pierwszym sklepie, który napotka, ale dotrzeć do innego sklepu, gdzie kupi te karty z obrazkami, na których mu najbardziej zależy. Już to mówiliśmy, ale powtórzmy jeszcze raz: umiejętność radzenia sobie z frustracją i wytwarzania połączeń między mózgiem emocjonalnym a racjonalnym pozwala dziecku lepiej i skuteczniej zaspokajać swoje potrzeby. Ważna umiejętność samokontroli jest też kluczem do unikania zaburzeń zachowania i odgrywa wielką rolę w prewencji oraz leczeniu deficytu uwagi. Bo w gruncie rzeczy w obu tych typach zaburzeń źródłem problemu jest słabo rozwinięta zdolność kontroli, niepozwalająca opanować wściekłości bądź frustracji ani skupić własnej uwagi. Ale jak możemy pomóc dziecku zyskać lepszą samokontrolę? Jedną z możliwości byłoby kupienie dużej torby pianek i ćwiczenie przez piętnaście minut dziennie. Boję się jednak, że wiązałoby się to z nadmiernym spożyciem cukru i byłoby mało skuteczne. Niżej proponuję różne strategie, które i tobie, i dziecku pomogą ćwiczyć każdego dnia panowanie nad sobą.

Pokonać frustrację

Kiedy dziecko jest jeszcze bardzo małe, pierwsza rzecz, którą możesz zacząć robić, to pomagać mu stopniowo nauczyć się panować nad frustracją. Nie ma innego sposobu, żeby to osiągnąć, jak narażanie dziecka na pewien poziom niezadowolenia. Staraj się zaspokajać jego potrzeby szybko, ale nie natychmiast. Zaufaj swojemu maleństwu. Ono potrafi wytrzymać drobne niewygody. Kiedy potrzebna jest zmiana pieluchy, karmienie piersią albo położenie się do łóżka, zaspokajaj potrzeby dziecka, ale bez niespokojnego pośpiechu. W innym wypadku nauczysz je tylko, że doświadczanie niewygody jest źródłem niepokoju. Kiedy dziecko się denerwuje, pomóż mu się uspokoić, żeby pewnego dnia umiało to zrobić bez twojej pomocy. Weź je w ramiona, żeby czuło się chronione. Zachowuj się jak najspokojniej i mów do niego albo śpiewaj uspokajającym tonem. Powiedz mu bez zdenerwowania i z pewnością siebie, że za chwilę dostanie to, na co czeka; pomóż mu się skoncentrować na czymś innym, co odwróci jego uwagę od niewygody. Staraj się być u jego boku bez niepokoju czy poczucia winy, a raczej z ufnością i empatią.

W miarę rozwoju dziecka pamiętaj o wyznaczaniu pewnych granic, których musi ono przestrzegać. Reguły życia domowego, normy zachowania przy stole i ustalone godziny oglądania telewizji pomogą mózgowi dziecka zrozumieć, że nie można zawsze mieć wszystkiego. Posłużą też jako ćwiczenie w nauce spokoju także i wtedy, kiedy jest się niezadowolonym. Pamiętaj o tym, co bardzo ważne: w chwili wyznaczania tego typu granic musisz okazywać spokój i przekonanie do tego, co robisz. Musisz też wiedzieć, że nie jest dobrze wyznaczać więcej granic, niż mózg dziecka jest w stanie przyswoić. Proponuj też pewne okresy wolne od działania norm albo prawie bez nich, na przykład w trakcie różnych aktywności fizycznych pomagających w odpowiedni sposób skanalizować energię i frustracje dziecka.

Panować nad bieżącą chwilą

Dla dziecka wykonywanie względnie prostych zadań, takich jak ubieranie się czy porządkowanie zabawek, może być bardzo skomplikowane. Takie czynności – i wiele innych – składają się bowiem z licznych, drobnych kroczków, które dziecko musi wykonywać jeden po drugim, a to właśnie może okazać się dla niego trudne. Żeby pomóc dziecku zapanować nad bieżącą chwilą, możemy ofiarować mu rozmaite formy wsparcia: na przykład przekazywać mu instrukcje krok po kroku, prosić je, żeby mówiło głośno, co teraz zamierza zrobić, albo ułatwić bardziej skomplikowane zadanie przez rozbicie go na kilka cząstkowych etapów. W ten sposób, jeśli dziecko myśli pewnymi logicznymi sekwencjami, ma szansę poczuć, że panuje nad sytuacją, a nie jest nią przytłoczone. Przyjrzyjmy się pewnemu przykładowi. Jutro przypadają urodziny matki Alberta. Chłopiec razem z ojcem postanowili przygotować pyszne ciasto. Mały wie, że trzeba je zrobić przy użyciu jogurtu, cukru i jajek, a poza tym będzie potrzebne duże naczynie, żeby wymieszać wszystkie składniki. Nie wie jednakże, od czego ma zacząć. Na szczęście jest przy nim ojciec, który umie podzielić całe zadanie na drobne kroki – i w ten sposób trudne staje się łatwe.

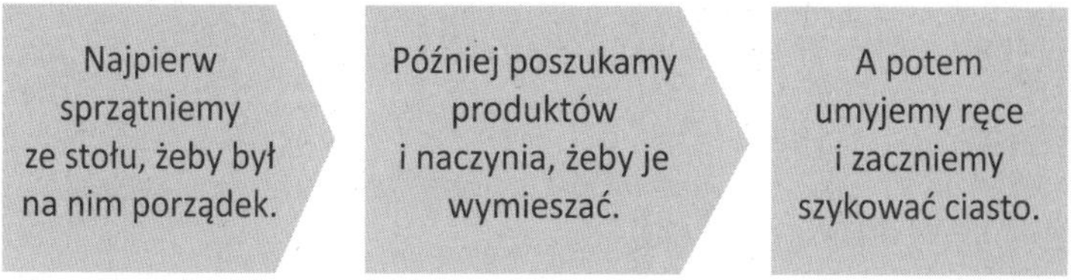

Dzięki temu prostemu wyjaśnieniu Albert wie, od czego zacząć, i może zapanować nad swoją odpowiedzialną funkcją kucharza. Jeśli nauczymy dzieci wykonywać zadania w sposób zorganizowany, pomożemy im zwalczyć uczucie zagubienia, odzyskać samokontrolę, ale także zwiększyć zdolność rozwiązywania skomplikowanych problemów. Wiemy bowiem, że osoby potrafiące skuteczniej mierzyć się ze złożonymi zadaniami wykazują się dobrą organizacją i umiejętnością dzielenia na części składowe stojących przed nimi wyzwań. Możesz stwierdzić skuteczność tej strategii, zapraszając dziecko do ułożenia puzzli w trzech prostych krokach.

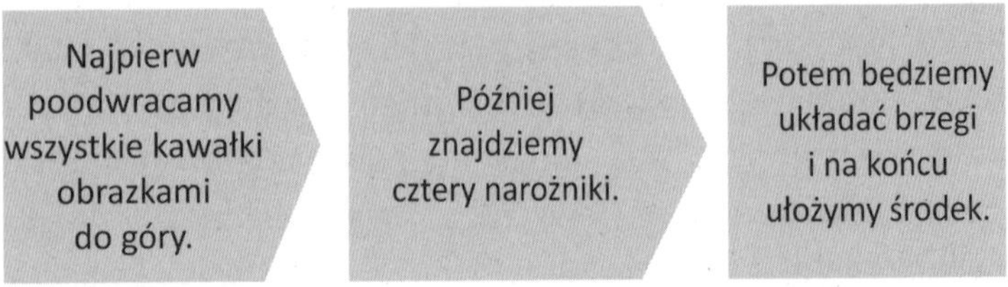

Ta strategia działa zawsze tak samo, niezależnie od tego, czy mamy robić ciasto, ułożyć puzzle czy przygotować zaproszenia na urodziny. Uporządkowanie terenu, na którym będziemy pracować (przygotowanie), podjęcie decyzji, od czego zaczniemy (ustalenie priorytetów), i wybór sposobu działania (planowanie) – te kroki pozwolą dziecku zapanować nad sytuacją w stopniu niezbędnym dla satysfakcjonującego zrealizowania jego zamiarów.

Kontrolować przyszłość

Jedną z naszych zdolności – które w decydującym stopniu rozstrzygnęły o sukcesie ewolucyjnym człowieka – jest umiejętność przewidywania przyszłości. Nasi przodkowie nauczyli się odczytywać ślady zwierząt i wnioskować na ich podstawie, gdzie znajdują się sztuki, które można upolować. Dziś przewidujemy pogodę, zmiany polityczne czy też rozwój różnych chorób – a wszystko to w celu zapanowania nad swoim losem. W mniejszej skali osoby, które potrafią przewidzieć trudności, oszczędzać albo pracować dziś po to, żeby otrzymać rekompensatę jutro, też odnoszą wiele korzyści, podobnie jak dzieci, które dostawały dwie pianki zamiast jednej. Nauka myślenia o przyszłości może stać się codziennym zajęciem każdego dziecka. Przy wielu okazjach wystarczy tylko ubrać w słowa to, co robimy, i rozmawiać z dzieckiem o tym, co się będzie działo. Na przykład mama Julki może powiedzieć jej z rana: „Zostawimy smoczek na poduszce, żeby był na miejscu, kiedy trzeba będzie spać". Wieczorem zaś: „Zrobimy teraz siusiu, żeby w nocy nie nasikać do łóżka". Tata Mariusza z kolei może – pomagając synowi spakować plecak do szkoły – przypomnieć mu o kredkach i drugim śniadaniu, których Mariusz będzie potrzebował w ciągu dnia. Możemy też pomóc dziecku przewidywać konsekwencje jego postępowania i wyjaśniać mu, co może się dziać, jeśli wybierze taki lub inny sposób postępowania.

Brak kontroli

Jeśli chodzi o mechanizm samokontroli, ważne jest, by wiedzieć, kiedy trzeba go stosować, a kiedy nie. Wydaje się zupełnie oczywiste, że samokontrola może być prawdziwą przeszkodą w trakcie pełnej namiętności nocy z ukochaną osobą albo przy świętowaniu podwyżki pensji. Płat czołowy jest tą częścią mózgu, która odpowiada nie tylko za sprawowanie samokontroli, ale i za decyzje, kiedy można z niej zrezygnować. Nie na wiele się zda uczenie dziecka dyscypliny, jeśli nie będzie umiało rozluźnić się przy grze w piłkę albo zapomnieć o restrykcjach w czasie swojej imprezy urodzinowej. W tym kontekście chciałbym przypomnieć „zasadę równowagi": choć samokontrola jest umiejętnością poznawczą, której posiadanie wróży sukcesy w nauce i życiu towarzyskim, to warto wiedzieć, że są sytuacje, w których można ją sobie po prostu odpuścić.

Możesz pomóc dziecku to zrozumieć, wzmacniając jego zdolność do samokontroli w takich sytuacjach, kiedy jest ona twoim zdaniem niezbędna. Logiczne jest, że zachowanie dziecka nie może być takie samo podczas pikniku na łące i w trakcie obiadu w restauracji. Eksponowanie dziecka na kontakt z różnymi osobami, kontekstami i sytuacjami oraz wyjaśnianie mu norm obowiązujących w konkretnych okolicznościach może pomóc mu zrozumieć, jaki stopień samokontroli powinno w danych warunkach wykazywać. Możesz też pomagać dziecku nauczyć się wyłączania samokontroli, dając mu pełną swobodę w sytuacjach, kiedy jest to możliwe. Dawanie pełnej swobody nie oznacza tłumaczenia dziecku, co wolno mu robić, a czego nie, tylko pozostawienie mu decyzji w tej sprawie – bez konieczności liczenia się z twoją obecnością i aprobatą. Kiedy widzisz, że jest zahamowane, możesz pobudzić je do zrobienia czegoś „szalonego" albo „niegrzecznego": wzięcia tylu cukierków, ile chce, albo swobodnego wściekania się. Ale przede wszystkim powinieneś wspierać neurony lustrzane dziecka – te, które potrafią odwzorowywać twoje zachowanie w jego mózgu. Zachowuj się żywiołowo i ciesz się bez ograniczeń, kiedy tylko sytuacja twoim zdaniem na to pozwala. Kiedy któreś z moich dzieci słyszy, jak krzyczę: „Szalejemy!", natychmiast wchodzi w „tryb zabawy", bo wie, że jego ojciec zaraz złamie jakąś zasadę i będzie się tym cieszyć w niekontrolowany sposób.

Zapamiętaj

Samokontrola jest umiejętnością panowania nad własną frustracją, odraczania satysfakcji i porządkowania naszych działań dla osiągnięcia wyznaczonych celów. Przyczynisz się do rozwinięcia w dziecku mechanizmów samokontroli, jeśli będziesz je uczyć panowania nad własnym niezadowoleniem, ćwiczyć z nim cierpliwość i planowe podejście do rozwiązywania problemów oraz jeśli przyzwyczaisz je do myślenia o przyszłości. Skuteczną strategią jest ustanawianie czytelnych granic, ale też stwarzanie sytuacji, w których dziecko może się cieszyć ich przekraczaniem.

Rozdział 24

Kreatywność

„Każde dziecko rodzi się artystą. Trudność polega na tym, żeby nadal być artystą, kiedy się dorośnie".
PABLO PICASSO

Neurobiolodzy wierzą, że prawdziwym skarbem ludzkiego umysłu jest zdolność adaptowania się do zmieniających się okoliczności i rozwiązywania nowych problemów. Obie te umiejętności w dużym stopniu zależą od kreatywności. Można by powiedzieć, że wyobraźnia i pomysłowość są domeną dzieci, a jednak ich zdolności twórcze przypominają zagrożone gatunki, takie jak pandy czy goryle górskie. Jeśli ich nie chronimy, z roku na rok są coraz bliższe wyginięcia. Nie są to spekulacje czy sentymentalne wyrażenia. Liczne badania pokazują, że kreatywność – w przeciwieństwie do innych funkcji poznawczych – osiąga punkt szczytowy w dzieciństwie, a potem zanika wraz z rozwojem dziecka. I właśnie dlatego w tym rozdziale nie będę tłumaczył, jak wspomóc zdolności twórcze dziecka, tylko spróbuję wyjaśnić, jak można mu pomóc je zachować i cieszyć się nimi przez całe życie.

Niedawno neuropsycholodzy zainteresowali się badaniem fenomenu „myślenia dywergencyjnego"[11]. Ten dość rzadko spotykany termin oznacza zdolność dostrzegania alternatyw. W klasycznym teście na myślenie dywergencyjne daje się osobie badanej cegłę i każe myśleć o jej wszystkich możliwych zastosowaniach. Dorosły człowiek powinien być w stanie podać średnio piętnaście różnych przykładów użycia cegły – po czym zwykle brakuje mu pomysłów. Osoby bardzo kreatywne, na przykład Juliusz Verne, Coco Chanel czy Steven Spielberg, potrafią podać ze dwie setki zastosowań. Myślenie rozbieżne nie jest synonimem kreatywności, ale pewną zdolnością intelektu bardzo przydatną przy zajęciach twórczych. Kreatywność z kolei jest w życiu znacznie bardziej przydatna, niż skłonni jesteśmy myśleć. Każdy człowiek – w życiu, w pracy, w relacjach społecznych czy miłosnych – potrzebuje solidnej dawki kreatywności. Bo przecież kreatywność jest w gruncie rzeczy tym samym co inteligencja, jeśli definiujemy ją współcześnie jako zdolność rozwiązywania nowych problemów. W tym więc znaczeniu dana osoba może być bardzo skuteczna i sprawnie wypełniać swoje obowiązki, ale jednocześnie skonfrontowana z nieznanym wcześniej zadaniem okaże się mało twórcza, czyli mało inteligentna. Wielu rodziców, nauczycieli czy firm skłonnych jest dziś zachęcać do myślenia twórczego. Bardzo więc prawdopodobne, że w tym modelu edukacyjnym tkwią pewne możliwości dla naszych dzieci.

---

[11] Zwanego też myśleniem rozbieżnym – przyp. tłum.

Jak mówił Einstein: „Logika może cię przeprowadzić od punktu A do punktu B, ale wyobraźnia może cię zaprowadzić w dowolnym kierunku".

Sir Ken Robinson, prawdopodobnie jeden z najbardziej entuzjastycznych obrońców nowych systemów edukacyjnych, ma pewną teorię, która tłumaczy, skąd się wziął ten nacisk na wyobraźnię. Dotychczasowe systemy edukacyjne zostały zapoczątkowane w epoce rewolucji przemysłowej i dlatego zaprojektowano je z myślą o kształceniu dzieci na sposób przypominający montaż samochodów w wytwórni. Różni nauczyciele zajmują się poszczególnymi przedmiotami, mając na uwadze zasadniczy cel: żeby dziecko osiągało coraz większą skuteczność i wydajność w wykonywaniu konkretnych zadań. W takim modelu uwaga jest skupiona głównie na „produkowaniu" jak najbardziej użytecznych dorosłych, potrafiących dostosować się do obowiązujących norm – ale niekoniecznie kreatywnych i zdolnych do adaptacji w konfrontacji z prawdziwym życiem. Dobrym dowodem na prawdziwość tych obserwacji było pewne badanie, które powinno dać do myślenia wszystkim rodzicom. Polegało ono na całym zestawie testów, którym poddano grupę dorosłych i dzieci. Testy miały zmierzyć zdolność myślenia dywergencyjnego i kreatywnego rozwiązywania zadań – zarówno takich, które badani znali ze swoich poprzednich doświadczeń, jak i nieznanych. Pokazywano pewne przedmioty, na przykład koło albo spinacz, i proszono o wymienienie jak największej liczby zastosowań, które przychodziły badanym do głowy. Proszono ich też, żeby wymienili możliwie wiele pomysłów rozwiązywania różnych problemów społecznych i materialnych. Jak można się

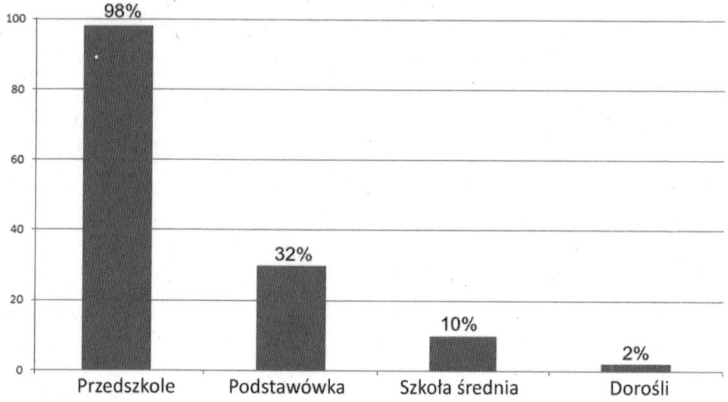

Źródło: Land, George i Beth Jarman, *Breakpoint and beyond*.

było spodziewać, dorośli udzielali bardziej „poprawnych" odpowiedzi, ale ich rezultaty ustępowały wynikom dzieci pod względem liczby i oryginalności formułowanych pomysłów. Najbardziej zaskakujące było to, że końcowa punktacja dzieci w wieku przedszkolnym była prawie pięćdziesiąt razy wyższa niż dorosłych. To niesamowite! Żaden dorosły nie potrafi biec pięćdziesiąt razy szybciej niż pięcioletnie dziecko. Dorośli nie są też w stanie nauczyć się w ciągu godziny pięćdziesiąt razy więcej słów, wymienić w minutę pięćdziesiąt razy więcej nazw zwierząt albo mieć słownik pięćdziesiąt razy bogatszy niż dziecko w tym wieku. W najlepszym razie możemy podwoić albo potroić wynik pięciolatka w tych dziedzinach. Ale dzieciaki mają pięćdziesiąt razy żywszą wyobraźnię niż dorośli!

Żeby zredukować wynik z 98 punktów do 2 – to wymaga naprawdę dużego wysiłku rodziców i wychowawców. Jak to możliwe, że wrodzona umiejętność zanika? Odpowiedź jest następująca: ta umiejętność nie zanika, ale zostaje przysypana, zakryta. Uważam – i głoszę tę opinię na wszystkich konferencjach poświęconych kreatywności, w których biorę udział – że jesteśmy istotami niezwykle kreatywnymi. Nie trzeba wiele: wystarczy zasnąć, żeby nasza bezkresna wyobraźnia się obudziła. Różnica między mózgiem uśpionym a czuwającym polega na tym, że w tym pierwszym w znacznym stopniu znikają granice, regulaminy i lęk przed cenzurą. Mózg dziecka jest bardziej kreatywny niż u dorosłego, bo wciąż nie został weń wstawiony wielki filtr cenzury, zbudowany z norm i konwenansów społecznych. Dziecko może narysować smoka na biegunie północnym, stać się kotem-kosmonautą albo jego bratem jeżem, nie przejmując się tym, co wolno, a czego nie. Wyobraźnia dziecka dryfuje w powietrzu, wolna od kompleksów i obciążeń. Ale w miarę jak doroślejemy, nasze płaty czołowe przyswajają sobie całą serię norm, regulaminów, zasad, schematów, ideałów, archetypów, prototypów i modeli tłumiących albo całkiem przygniatających kreatywną spontaniczność, która tak nas bawi, kiedy nasze dzieci są małe.

W każdym razie rozwój mózgu u dziecka nie jest jedyną przyczyną tej zapaści, jaka spotyka kreatywną wyobraźnię. Rodzice, wychowawcy, przedszkola, szkoły i systemy edukacyjne także ponoszą sporą część odpowiedzialności. Każdy musi w trakcie swego dzieciństwa znosić niekończącą się serię poprawek, optymalizacji, krytyk, dezaprobat, pouczeń, wyrzutów, szeptanych potępień i zarzutów, które sprawiają, że kreatywność zaczyna przynosić zbyt wiele niewygód i bólu. Kiedy mówimy dziecku: „Bardzo dobrze to zrobiłeś", wzmacniamy w nim przekonanie, że dobrze jest działać tak, jak wypada, nie wychodząc z ram tego, czego od nas oczekują. Jeśli dziecko mówi coś, co wychodzi poza scenariusz, a my reagujemy słowami: „Ale fajnie!" albo: „Świetny pomysł!", wzmacniamy w nim wyobraźnię. Autorzy pewnego interesującego badania zapytali grupę nauczycieli, jak ważne jest dla nich to, czy ich uczniowie są kreatywni. Wszyscy potwierdzili, że to rzecz ogromnie ważna. A jednak, kiedy poproszono tych samych nauczycieli, żeby uszeregowali według ważności różne cechy swoich uczniów, takie jak posłuszeństwo, inteligencja, dyscyplina, porządek, skupienie, koleżeńskość itp., wszyscy odesłali kreatywność na szary koniec. Prawdopodobnie rodzice w domach też stawiają inne zdolności wyżej niż kreatywność. Jestem przekonany, że powinniśmy zarówno w domach, jak i szkołach dokładać wysiłków, żeby rozluźnić obowiązujące normy, zmienić swoje oczekiwania wobec dzieci i zostawić im w codziennym życiu przestrzeń, w której do głosu mogłaby dochodzić ich kreatywność. Dziś rano mój pięcioletni syn rozmontował inhalator, który dopiero co zapisał mu lekarz na kłopoty z oskrzelami. Kiedy wszedłem do kuchni akurat w porę, żeby zaprowadzić syna do szkoły, a potem pójść do pracy, z zaskoczeniem zobaczyłem sześć części inhalatora leżących na stole. Natychmiast przyszło mi do głowy pytanie: „No i dlaczego narobiłeś takiego bałaganu?". Moi rodzice z pewnością zadaliby mi pytanie właśnie w tym stylu. A jednak – może dlatego, że chciałem zachować się bardziej w duchu tego rozdziału, który akurat pisałem – w porę się powstrzymałem i zagadnąłem go: „Przeprowadzasz badania?". Syn, bardzo zadowolony, odpowiedział: „Tak". Na co ja odparłem: „Interesować się, jak rzeczy działają, i rozkładać je na części to oznaka inteligencji. Teraz to tak zostawimy, bo się spieszymy. Po południu razem go złożymy". Zamiast wychodzić z domu w nastroju niezadowolenia i w zdenerwowaniu wywołanym eksperymentem z inhalatorem, wyszliśmy roześmiani od ucha do ucha. I przyszliśmy do szkoły na czas.

Słowa, które „zabijają" kreatywność. Nie mów...	**Słowa, które podtrzymują kreatywność. Mów...**
„Tak się nie robi".	„Ale fajnie".
„To nie jest dobrze".	„Bardzo dobry pomysł".
„Pomyliłeś się".	„Nauczysz mnie tego?"
„Zrób to jeszcze raz – jak należy".	„Kapitalnie!"
„Ja ci pokażę, jak to zrobić".	„Jakie to zachwycające".
„Zrobiłeś wszystko na odwrót".	„Podoba mi się, jak to zrobiłeś".
„Tak jest źle".	„Sam to wymyśliłeś? Świetny pomysł!"

Jak widać, niektóre komentarze zabijają kreatywność, inne ją podtrzymują. Podobnie niektóre działania i strategie pomagają dziecku zachować jego potencjał twórczy. Poniżej wskazuję, które z nich specjaliści uważają za najważniejsze.

Daj dziecku narzędzia do wyrażania kreatywności

Wszystkie kreatywne osoby otaczają się narzędziami, które pomagają im wyrażać to, co czują. Może to być kamera filmowa, pędzle do malowania albo maszyna do pisania. Dziecko też potrzebuje narzędzi, które pozwolą mu na ekspresję samego siebie. Zorganizuj mu miejsce, gdzie będzie mogło tworzyć. Niech ma tam papier i kredki, plastelinę, klocki Lego albo inne zestawy do budowania. Możesz też udostępnić mu szufladę z ciuchami do przebierania się. Nigdy nie wiadomo, kiedy zechce się przebrać i wymyślać jakieś historie czy postacie. Chodzi o to, żeby dziecko miało do dyspozycji różne narzędzia, za pomocą których będzie mogło dawać wyraz swym zdolnościom twórczym.

Daj mu swobodę

Przy wyborze zabawek, przy decydowaniu o tym, na jaki temat będzie się dziś czytać, rysować albo pisać – swoboda dziecka powinna być priorytetem. Jestem pewien, że masz dobrze przemyślane i oczywiste argumenty przemawiające za tym, żeby twoje dziecko rysowało konia, a nie ogra, ale wiemy przecież doskonale, że tylko wtedy, kiedy będzie rysowało albo bawiło się w to, na co rzeczywiście ma ochotę, zdoła rozwinąć swoje własne inspiracje. Kilka rozdziałów wcześniej rozmawialiśmy o Nancie Atwell, zdobywczyni Global Teacher Prize, która sprawiła, że jej uczniowie czytali po czterdzieści książek rocznie. Za każdym razem Nancie pozwalała im wybierać tytuły, które im się najbardziej podobały. Okazuje się, że uczniowie Atwell pisali też więcej i lepiej niż uczniowie w innych szkołach; także i w tej dziedzinie tajemnica jej sukcesu polegała na tej samej mądrości: za każdym razem dzieci same wybierały tematy wypracowań. Warto pamiętać o tym, że pozostawienie dziecku swobody przy wyborze sposobu zaspokajania potrzeby nauki i ekspresji jest w znacznej mierze kwestią zaufania.

Prawdopodobnie jest to główna korzyść płynąca z modeli edukacyjnych, które pozostawiają dziecku znaczny stopień swobody albo oparte są na realizacji jego własnych marzeń, jak na przykład nauka przez projekty. W tego typu modelach istnieje lista tematów – jak we wszystkich programach edukacyjnych – ale dziecko korzysta z dużej swobody w poszukiwaniu własnych źródeł, może samo znajdować dane i tworzyć własne „podręczniki" ze wszystkimi informacjami, które ono i cała reszta współpracującego zespołu potrafią znaleźć. Co więcej, każde dziecko może zająć się odrębną częścią projektu – w zależności od własnych zainteresowań – zamiast realizować ujednolicony, wspólny program nauki. Niewątpliwie uwzględnienie w systemie nauczania kreatywności i programu bardziej nastawionego na konkretne zainteresowania dziecka oferuje znaczne korzyści i jest zgodne z tym, co wiemy dziś o mózgu i o mechanizmach jego nauki oraz rozwoju.

Pozwól dziecku się nudzić

Nuda jest matką kreatywności. Wszyscy najbardziej twórczy geniusze zaczynali myśleć w chwilach znudzenia. Kiedy dziecko nie ma co robić i nie ma wypełnionego czasu, jego mózg zaczyna się nudzić i poszukuje – korzystając z wyobraźni – nowych sposobów rozerwania się. Jeśli nie ma nudy, jeśli dziecko jest nieustannie podłączone do telewizora albo ma cały czas wypełniony zajęciami pozaszkolnymi, jego kreatywność pozostaje stłamszona, bo nie ma okazji się uzewnętrznić. Dziecko, które ma wszystko i któremu nie zostawiono czasu, by się nudziło, najprawdopodobniej nie wyrośnie na osobę twórczą.

Pokaż, jak się działa twórczo

Pamiętaj, że jesteś dla swojego dziecka modelem. Bądź kreatywny w codziennym życiu. Nie gotuj ciągle tego samego, odważ się szukać w kuchni nowych rozwiązań i tworzyć. Wykaż się kreatywnością, kiedy pomagasz dzieciom odrabiać lekcje, i korzystaj z wyobraźni, kiedy się bawicie. Możesz wymyślać własne historie i bajki, zamiast wciąż czytać opowieści napisane przez innych. Możesz prosić dzieci, żeby proponowały kreatywne rozwiązania, kiedy musicie poradzić sobie z jakimś domowym problemem, na przykład w sytuacji, gdy skończyło się mleko albo trzeba przygotować podwieczorek, a zabrakło chleba na kanapki. U mnie w domu jest to jedna z ulubionych zabaw. Dzieci umierają ze śmiechu i wymyślają całkiem szalone rozwiązania, na przykład moczenie babeczek biszkoptowych w żelu pod prysznic albo zrobienie kanapek z przekrojonej wzdłuż marchwi zamiast chleba. Zapewniam, że twoim dzieciom też przyjdą do głowy całkiem genialne pomysły, nad którymi spędzicie wspólnie niejedną chwilę. Kiedy dzieci dorosną, ta umiejętność wymyślania szalonych pomysłów pozwoli im znajdować praktyczne i nowatorskie rozwiązania wszystkich problemów, jakie pojawią się w ich życiu.

Ważny jest proces, nie rezultat

Rodzice często pomagają dzieciom w wykonywaniu szkolnych prac plastycznych i starają się, żeby rezultat był jak najlepszy. Jeśli chcemy jednak wspomóc dziecko w jego kreatywności, nie skupiajmy się tak bardzo na tym, czy dobrze wychodzą mu rysunki, czy zna odpowiedzi na pytania i umie rozwiązywać problemy, ale zwracajmy uwagę, czy przy myśleniu odwołuje się do swojej wyobraźni. W trakcie dalszego życia ta umiejętność okaże się tak ważna, jak wszystkie pozostałe razem wzięte. Obserwuj dziecko, kiedy rysuje, buduje z klocków albo wymyśla jakąś zabawę, i zadaj sobie pytanie: czy bawi je to, co robi? Czy ma ciekawe pomysły? Czy udaje mu się wcielić te pomysły w życie – choćby w tej zabawie, rysunku czy budowli? Jeśli tak właśnie się dzieje, wyobraźnia dziecka wyjdzie z tego przeżycia wzmocniona, bo jego udziałem stanie się bardzo satysfakcjonujące przeżycie.

Nie wtrącaj się

Jeśli miałbym wymienić jakiś obszar, w którym niewtrącanie się może być naprawdę ważne dla rozwoju pewności siebie u dziecka, to byłaby to kreatywność. Proces twórczy wymaga, by dziecko swobodnie poruszało się po swoim świecie. Wszyscy specjaliści od kreatywności zgadzają się, że im mniej rodzice wtrącają się w ten proces, tym lepiej. Ważne jest też, żeby nie stosować nadmiaru wzmocnień. Możesz powiedzieć dziecku, czy efekt jego pracy podoba ci się, czy nie, możesz okazać mu, że rozumiesz to, co chciało zrobić, ale powstrzymaj się przed ocenianiem jego „dzieł sztuki" i pomysłów za pomocą takich słów jak „dobre" czy „złe". Pamiętaj, że liczy się proces, a nie rezultat.

Poniżej zobaczymy przykłady dwóch zupełnie różnych sposobów reagowania rodziców na działania twórcze dziecka. Mama Daniela największą wagę przywiązuje do tego, żeby chłopcu udał się piękny rysunek. Mama Sary w kompletnej ciszy przygląda się, jak córka rysuje, a potem wraz z nią omawia rysunek.

Ingerencja w kreatywność	**Szacunek dla twórczości**
M: Danielu, wyjaśnisz mi, co rysujesz? D: Tak. M: Więc co to jest? Ślimak? D: Tak. M: Bardzo ładny, ale brakuje mu czułków. D: Zaraz je dorysuję. M: Ale wiesz, ślimak ma dwie pary czułków. Razem cztery. D: Dobrze. M: A z tyłu ślimakowi wystaje kawałek nogi. Daj, pomogę ci. D: Dobrze. M: Słuchaj, a nie narysowałbyś sałaty? Ślimaki uwielbiają sałatę. D: Jak to się rysuje? M: O, tak. Zielonym. Daj, narysuję ci. D: ... M: Bardzo ładnie nam wychodzi! D: Idę się pobawić. Nie chce mi się już rysować.	S: Patrz, mamo! Zobacz, co rysuję! M: Widziałam, że rysujesz. Byłaś bardzo skupiona! S: Tak, ale zobacz, co zrobiłam. M: Pokaż. O, duży rysunek. S: Tak. M: To ślimak, prawda? S: Tak. M: A co mu wystaje z ust? S: Kły! M: Och, to musi być bardzo niebezpieczny ślimak. S: Tak, to ślimak wampir. M: Ale groźny! S: I potrafi latać. M: Rzeczywiście. Ależ ma skrzydła! S: No właśnie. Do latania. M: Cudny. Podarujesz mi go? Postawię go sobie przy łóżku. Chociaż trochę będę się go bała. S: Tak, dam ci! Teraz narysuję coś innego.

Pomóż dziecku kojarzyć

Jedną z cech osób twórczych jest zdolność kojarzenia idei, które innym wydają się zupełnie ze sobą niepowiązane. Pomieszanie modnych kolorów z wizerunkiem Marilyn Monroe, jak u Andy'ego Warhola, albo połączenie siekanego mięsa z bułką i stworzenie hamburgera czy też zamontowanie zamiast jednego silnika dwóch i skonstruowanie samolotu, który może przewozić pasażerów – to przykłady mało prawdopodobnych skojarzeń, które okazały się niezwykle trafne. Każdego dnia nasze dzieci tworzą setki takich pozornie mało sensownych połączeń, które zresztą czasami my, rodzice, korygujemy. Dziecko, które odkrywa niegrzeczne słowa, potrafi powiedzieć o kimś na przykład: „ten goryl z pieluchą", „pan grubas" czy „wszawy robal". Niektórzy rodzice spieszą z połajankami, tłumacząc, że takich rzeczy się nie mówi albo że robale nie mają wszy, bo nie mają włosów. Jak starałem się pokazać na przykładzie ślimaka z kłami, dziecięce pomysły bywają tak oryginalne, że czasami dorośli nie potrafią docenić ich prawdziwej wartości. Zachęcam cię do doceniania dziecięcego świata, ale także do pomagania dziecku, które próbuje łączyć rzeczy z pozoru bardzo odległe. Jeśli twoja córka nosi pelerynę w paski, możesz ją spytać o inne rzeczy, które też są w paski. Być może powie ci o zebrze, o przejściu dla pieszych albo o więziennym pasiaku. Jeśli jej pomożesz, naśladując ryk tygrysa, prawdopodobnie skojarzy też paski na futrze tego zwierzęcia. Może ci się wydawać, że to głupia zabawa, ale umiejętność przeskakiwania od peleryny w paski do zebry i do marynarskiej koszulki to jedna z najważniejszych cech osób kreatywnych i inteligentnych.

Zapamiętaj

Kreatywność jest niezwykle ważną umiejętnością w życiu każdego człowieka. Twoje dziecko jest mistrzem kreatywności. Pomóż mu, żeby ją zachowało. Ogranicz mu ilość zajęć obowiązkowych, odłącz je od telewizora i daj mu czas, żeby się nudziło i wyszukiwało za pomocą własnej wyobraźni nowe formy spędzania czasu. Wzmacniaj i rozpoznawaj przejawy twórczej postawy. Dawaj dziecku przestrzeń, czas i narzędzia potrzebne dla rozwoju wyobraźni, ale – przede wszystkim – szanuj chwile, kiedy jego kreatywność dochodzi do głosu. Powstrzymaj się od dyrygowania nim i nagradzania rezultatów jego działań. Nie zapominaj, że wyobraźnia twojego dziecka ma prawo ponieść je, dokądkolwiek zapragnie.

Rozdział 25

Najlepsze programy komputerowe dla dzieci poniżej sześciu lat[12]

„Oczywiście pewnego dnia moje dzieci będą miały komputer. Ale zanim ten dzień nadejdzie, mają książki".
BILL GATES

[12] Z przykrością stwierdzam, że nie spotkałem żadnego, który byłby pożyteczny dla rozwoju intelektualnego i emocjonalnego dzieci w tym wieku – przyp. aut.

Rozdział 26

Pożegnanie

„Łatwiej jest produkować zdrowe dzieci,
niż naprawiać zepsutych ludzi".
FREDERICK DOUGLASS

Rozmowa o dzieciach jest zawsze dobrą okazją, żeby nawiązać kontakt z tkwiącym w nas samych wewnętrznym dzieckiem i nacieszyć się nim. Byłbym szczęśliwy, gdyby udało ci się przyswoić to wszystko, o czym była mowa w tej książce, i pogodzić to z twoimi wartościami i ze zdrowym rozsądkiem. Pamiętaj o zasadzie równowagi i stosuj ją zgodnie z własnym osądem. Ostatnią rzeczą, jakiej bym pragnął, to dowiedzieć się, że jakaś mama albo tata uczepili się któregoś ze zdań tej książki i uczynili z niego dogmat. Wierzę niezbicie – i próbowałem tę wiarę tu przekazać – że prawdziwym kluczem do sukcesu przy wychowaniu dziecka jest pozostawienie za sobą wszystkich uznanych modeli oraz dogmatów i życie chwilą. Wiem z własnego doświadczenia, że dobrym rodzicem albo wychowawcą nie jest ten, kto trzyma się jakiejś powszechnie akceptowanej metody albo realizuje ustalony z góry plan, ale ten, kto w każdej chwili umie rozpoznać potrzeby dziecka i wykorzystać możliwości wychowawcze, jakie przynosi codzienne życie. Przyjrzyjmy się przykładowi. Kilka rozdziałów wcześniej opowiadałem z entuzjazmem o znaczeniu, jakie ma dla mnie wpajanie dziecku – codziennie przed snem – miłości do lektury. Jeśli jednak pewnego dnia jesteś zanadto zmęczony, żeby czytać, a twoje dziecko uparcie domaga się czytania, powiedz mu szczerze o swoim zmęczeniu. Twoja asertywna odpowiedź posłuży jako model do budowania własnej asertywności dziecka i pomoże mu rozwinąć w sobie empatię przez utożsamienie się ze zmęczonym rodzicem. Co więcej, dziecko będzie musiało dokonać wysiłku, żeby zapanować nad swoją frustracją. Jego mózg jest jak gąbka i wykorzystuje każdą okazję do nauki i rozwoju. Ciebie też chciałbym zachęcić do wykorzystywania wszystkich okoliczności do rozwoju własnego potencjału jako wychowawcy.

Poruszyliśmy w tej książce różne tematy, które uważam za najbardziej istotne z punktu widzenia intelektualnego i emocjonalnego rozwoju dziecka. Takie słowa jak „zaufanie", „odpowiedzialność" czy „samokontrola" mogą brzmieć trochę zbyt poważnie w odniesieniu do tak małych dzieci. W rzeczywistości jednak, jeśli kładzie się nacisk na zabawę i komunikację między matką lub ojcem a dzieckiem, można od najmłodszego wieku kłaść fundamenty pod budowę wspaniałego dziecięcego umysłu. Są jeszcze inne słowa – takie jak „zajęcia pozaszkolne", „odrabianie lekcji", „kary" czy „telefony komórkowe" – brzmią one jednak zbyt obco w odniesieniu do mózgu, który powinien bawić się i rozwijać bez nacisków, lęków i gorączkowych rytmów. W tym kontekście wydaje się, że najważniejszym obowiązkiem każdego rodzica jest nie dopuścić do zatrzymywania, przyspieszania ani wypaczania naturalnego procesu rozwoju mózgu dziecka.

Wiele spośród idei, którymi chciałem się tu podzielić, to nie są idee nowe. Ostatnie z górą pół wieku badań psychologicznych i doświadczeń wychowawczych pozwoliło odkryć, że rodzice odczuwający największą satysfakcję i mogący cieszyć się dziećmi, które stały się niezależnymi ludźmi o dużych osiągnięciach w nauce i rozwoju intelektualnym, emocjonalnym i społecznym, to wcale nie osoby posyłające swoje potomstwo do najdroższych szkół czy wypełniające dziecięce dni zajęciami pozaszkolnymi. Sekrety udanego wychowania są dużo prostsze, choć prawdopodobnie wymagają sporych poświęceń osobistych. Tacy rodzice charakteryzują się czułością i umieją stworzyć trwałą więź z dziećmi. Wspierają dziecko w budowaniu jego własnej autonomii i pomagają mu przezwyciężać lęki oraz niepokoje. Ustanawiają czytelne normy i często wzmacniają pozytywne zachowania. Wspierają też dziecko w rozwoju naukowym i intelektualnym.

Dzieci obserwują wszystko, co robimy, i dlatego umiejętność rodziców wchodzenia w relacje z innymi ludźmi też wpływa na rozwój ich potomstwa. Ojcowie i matki pozostający ze sobą w dobrych relacjach, okazujący sobie szacunek, wspierający się i ceniący wzajemnie, a także potrafiący zapanować nad swoim niezadowoleniem i radzić sobie ze stresem – tacy rodzice wydają się najlepszymi sprzymierzeńcami rozwoju intelektualnego i emocjonalnego dziecka. Próbowałem cię przekonać, że tych kilka prostych idei może zastosować każdy ojciec i każda matka, jeśli tylko mają w sobie szacunek i zrozumienie zarówno dla dziecka, jak i dla innych dorosłych, a także dla siebie samych – i jeśli zechcą poświęcić potrzebną ilość czasu na bycie ze swoim dzieckiem. Nie ma tu żadnych wątpliwości: najważniejsza dla dziecka i dla jego mózgu jest twoja obecność.

Neurobiologia pokazuje też kolejne wartościowe i sensowne strategie wychowawcze: bogactwo rozmów w trójkącie ojciec–matka–dziecko, rozwijanie cierpliwości i samokontroli oraz rozbudzanie inteligencji emocjonalnej. Wierzę również – i próbowałem przekonywać do tego poglądu w całej książce – że jedna z najinteligentniejszych strategii, którą możemy zastosować jako wychowawcy (a która stosowana bywa niezwykle rzadko), polega na pomaganiu dzieciom w nawiązywaniu kontaktu między ich mózgiem emocjonalnym i racjonalnym. Tylko w sytuacji, kiedy między tymi dwiema częściami mózgu odbywa się płynny i zrównoważony dialog, może pojawić się prawdziwa dojrzałość: umiejętność takiego harmonizowania naszych odczuć, myśli i działań, żeby wszystkie podążały w tym samym kierunku.

Dotarliśmy wspólnie do końca tego przeglądu. Chciałbym ci z całego serca podziękować za to, że mogłem ci towarzyszyć. Starałem się zawrzeć w tej książce całą swoją wiedzę i doświadczenia ojca, neuropsychologa i psychoterapeuty. Przejąłem tę wiedzę od osób, które wiedzą znacznie więcej ode mnie i mają dużo większy dorobek badawczy. Zawarłem tu także całą intuicyjną wiedzę i doświadczenia przekazane mi przez żonę, a zwłaszcza jej myśli na temat roli zabawy, czułości, hojności i kontaktu fizycznego w wychowaniu dziecka. Czuję, że przynajmniej w połowie jest to jej książka. Mogę cię zapewnić, że nie ma tu ani jednej rady, w którą bym nie wierzył: wszystkie je stosuję w codziennym życiu ze swoimi dziećmi. Jeśli wprowadzisz w życie którąś ze strategii, jakimi się tu z tobą podzieliłem, efektem powinno być coś więcej niż samo przetrwanie okresu dorastania dzieci. Opieka nad dzieckiem i jego wychowywanie to znacznie więcej niż towarzyszenie mu w procesie zdobywania kolejnych umiejętności, takich jak chodzenie do toalety czy czytanie. Nie chodzi też o znajomość najnowszych technologii, do których można by dziecko podłączyć, żeby rozwój jego mózgu zaczął się wcześniej, przebiegał szybciej i zaszedł dalej. Neurologia uczy nas, że mózg dziecka potrzebuje przede wszystkim tego, żeby rodzice i wychowawcy nawiązali z nim pomocną więź, wspierającą go w procesie realizowania całego jego potencjału. Jestem przekonany, że każda z zasad, strategii i każde z narzędzi, które tu opisałem, pozwoli ci osiągnąć większą satysfakcję z roli taty czy mamy i – co najważniejsze – pomoże ci nawiązać wyjątkową i szczególną więź z dzieckiem. Jeśli zdołasz towarzyszyć dziecku oraz wspierać je w procesie pełnego rozwoju intelektualnego i emocjonalnego, przeżyjesz magiczne doświadczenie.

Na pożegnanie namawiam cię raz jeszcze do kontaktu z twoim wewnętrznym dzieckiem. Pamiętaj, że mózg małego człowieka nie jest zaprogramowany, żeby postrzegać i uczyć się w taki sam sposób, jak twój. Dlatego najlepszy sposób na uczenie dziecka polega na tym, żebyś włączył się w jego świat i razem z nim rozmawiał, czytał, współodczuwał i bawił się. Ciesz się tym!

Spis treści